【中医非物质文化遗产临床经典读本】

第一辑

脾胃论

（第二版）

金·李东垣◎著

靳国印◎校注

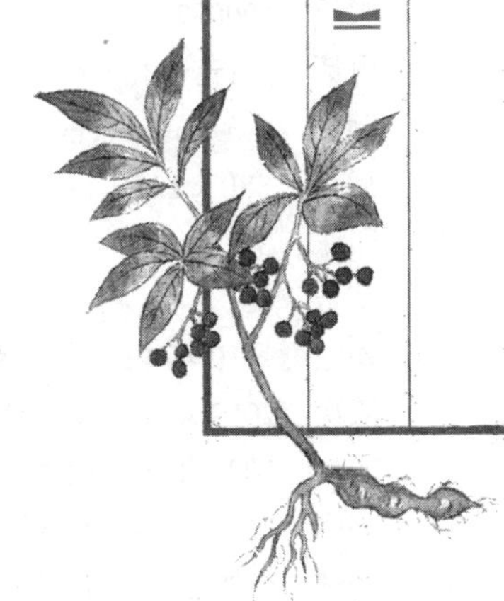

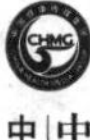

中国健康传媒集团

中国医药科技出版社

图书在版编目（CIP）数据

脾胃论 /（金）李东垣著；靳国印校注．—2 版．— 北京：中国医药科技出版社，2019. 7（2025. 5重印）
（中医非物质文化遗产临床经典读本）
ISBN 978-7-5067-9923-2
Ⅰ．①脾…　Ⅱ．①李…②靳…　Ⅲ．①脾胃学说　Ⅳ．① R256.3

中国版本图书馆 CIP 数据核字（2018）第 012751 号

美术编辑　陈君杞
版式设计　也　在

出版　**中国健康传媒集团**｜中国医药科技出版社
地址　北京市海淀区文慧园北路甲 22 号
邮编　100082
电话　发行：010－62227427　邮购：010－62236938
网址　www.cmstp.com
规格　880×1230mm $^1/_{32}$
印张　3 $^1/_4$
字数　63 千字
初版　2010 年 12 月第 1 版
版次　2019 年 7 月第 2 版
印次　2025 年 5 月第 5 次印刷
印刷　大厂回族自治县彩虹印刷有限公司
经销　全国各地新华书店
书号　ISBN 978-7-5067-9923-2
定价　12.00 元

获取新书信息、投稿、为图书纠错，请扫码联系我们。

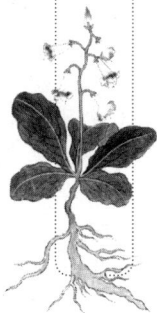

内容提要

《脾胃论》，金·李杲著。李杲，字明之，真定（今河北正定）人，晚年自号东垣老人，他是中国医学史上“金元四大家”之一，是中医“脾胃学说”的创始人，他的学术理论强调脾胃在人身的重要作用，因为在五行当中，脾胃属于中央土，因此他的学说也被称作“补土派”。《脾胃论》成书于1249年，为其晚年作品，是其代表作之一。

全书分上、中、下三卷，上卷阐述了脾胃生理特性、病理变化，及在发病学上的认识意义，宗《内经》《难经》之旨而发挥之，并附升阳益胃汤等诸方，论述各证治疗之法，是本书的基础部分；中卷就气运衰旺、饮食劳倦、热中证等专题作进一步阐释，说明“内伤脾胃、百病由生”之后，各种病证的证治原则，并阐述补中益气汤、调中益气汤等补脾胃诸方的主治应用、加减配伍；下卷着重论述脾胃虚损与其他脏腑、九窍的关系，以及治疗饮食伤脾等证诸方、有关治验。《脾胃论》成书后，受到后世医家的大力推崇，尤其在内伤脾胃方面的诸多阐发，其创制的诸多名方，施用于临床，疗效显著，如补中益气汤、升阳散火汤、益气活血汤、升阳除湿汤等。

本书在浩如烟海的中医著作里有较高的地位，内容丰富，实用性强，适合中医临床工作者、中医理论研究者、中医院校师生学习参考。

《中医非物质文化遗产临床经典读本》

编 委 会

学术顾问（按姓氏笔画排序）

马继兴　王永炎　王新陆　邓铁涛　史常永
朱良春　李今庸　何　任　余瀛鳌　张伯礼
张灿玾　周仲瑛　郭子光　路志正

名誉主编　王文章

总 主 编　柳长华　吴少祯

编　　委（按姓氏笔画排序）

丁　侃　于　恒　于　雷　王　玉　王　平
王　体　王　敏　王宏利　王雅丽　孔长征
艾青华　古求知　申玮红　田思胜　田翠时
成　莉　吕文瑞　朱定华　刘　洋　刘光华
刘燕君　孙洪生　李　刚　李　君　李玉清
李禾薇　李永民　李仲平　李怀之　李海波
李超霞　杨　洁　步瑞兰　吴晓川　何　永
谷建军　宋白杨　张文平　张永鹏　张芳芳
张丽君　张秀琴　张春晖　陈　婷　陈雪梅
邰东梅　范志霞　国　华　罗　琼　金芬芳
周　琦　柳　璇　侯如艳　贾清华　顾　漫
郭　华　郭新宇　曹　瑛　曹金虎　黄　娟
谢静文　靳国印　翟春涛　穆俊霞

出版者的话

中国从有文献可考的夏、商、周三代，就进入了文明的时代。中国人认为自己是炎黄的子孙，若以此推算，中国的文明史可以追溯到五千年前。中华民族崇尚自然，形成了“天人合一”的信仰，中医学就是在这种信仰的基础上产生的一种传统医学。

中医的起源可以追溯到炎帝、黄帝时期，根据考古、文献记载和传说，炎帝神农氏发明了用药物治病，黄帝轩辕氏创造脏腑经脉知识，炎帝和黄帝不仅是中华民族的始祖，也是中医的缔造者。

大约在公元前1600年，商代的伊尹发明了用“汤液”治病，即根据不同的证候把药物组合在一起治疗疾病，后世称这种“汤液”为“方剂”，这种治病方法一直延续到现在。由此可见，中华民族早在3700多年前就发明了把各种药物组合为“方剂”治疗疾病，实在令人惊叹！商代的彭祖用养生的方法防治疾病，中国人重视养生的传统至今深入民心。根据西汉司马迁《史记》的记载，春秋战国时期的秦越人扁鹊善于诊脉和针灸，西汉仓公淳于意善于辨证施治。这些世代传承积累的医药知识，到了西汉时期已蔚为大观。汉文帝下诏命刘向等一批学者整理全国的图书，整理后的图书分为六大类，即六艺、诸子、诗赋、兵书、术数、方技，方技即医学。刘向等校书，前后历时27年，是对中国历史文献最为壮观的结集、整理、研究，真正起到了上对古人、下对子孙后代的承前启后的作用。后之学者，欲考中国学术的源流，可以此为纲鉴。

这些记载各种医学知识的医籍，传之后世，被遵为经典。医经中的《黄帝内经》，记述了生命、疾病、诊疗、药物、针灸、养生的原理，是中医学理论体系形成的标志。这部著作流传了2000多年，到现在，仍被视为学习中医的必读之书，且早在公元7世纪，就传播到了周边一些国家和地区，近代以来，更是被翻译成多种语言，在世界许多国家广泛传播。

经方医籍中记载了大量以方治病和药物的知识，其中有《汤液经法》一书，相传是伊尹所作。东汉时期，人们把用药的知识编纂为一部著作，称《神农本草经》，其中记载了365种药物的药性、产地、采收、加工和主治等，是现代中药学的起源。中国历代政府重视对药物进行整理规范，著名的如唐代的《新修本草》、宋代的《证类本草》，到了明代，著名医学家李时珍历经30余年研究，编撰了《本草纲目》一书，在世界各国产生了广泛影响。

东汉时期的张仲景，对医经、经方进行总结，创造了“六经辨证”的理论方法，编撰了《伤寒杂病论》，成为中医临床学的奠基人，至今仍是指导中医临床的重要文献。这部著作早在公元700年左右就传到日本等国家和地区，一直受到重视。

西晋时期，皇甫谧将《素问》《针经》和《黄帝明堂经》进行整理，编纂了《针灸甲乙经》，系统地记录了针灸的理论与实践，成为学习针灸的经典必读之书，一直传承到现在。这部著作也被翻译成多种语言，在世界各地广泛传播。

中医学在数千年的发展历程中，创造积累了丰富的医学理论与实践经验，仅就文献而言，保存下来的中医古籍就有1万余种。中医学独特的思想与实践，在人类社会关注健康、重视保护文化多样性和非物质文化遗产的背景下，显现出更加旺盛的生命力。

中医药学与中华民族所有的知识一样，是“究天人之际”的学问，所以，中国的学者们信守着“究天人之际，通古今之变，成一家之言”的至理。《素问·著至教论篇》记载黄帝与雷公讨论医道说：“而道，上知天文，下知地理，中知人事，可以长久。以教众庶，亦不疑殆。医道论篇，可传后世，可以为宝。”这段话道出了中医学的本质。中医是医道，医道是文化、是智慧，《黄帝内经》中记载的都是医道。医道是究天人之际的学问，天不变，道亦不变，故可以长久，可以传之后世，可以为万世之宝。

医道可以长久，在医道指导下的医疗实践，也可以长久。故《黄帝内经》中的诊法、刺法可以用，《伤寒论》《金匮要略》《备急千金要方》《外台秘要》的医方今天亦可以用，《神农本草经》《证类本草》《本草纲目》的药今天仍可以用。

或许要问，时间太久了，没有发展吗？不需要创新吗？其实，求新是中华民族一贯的追求。如《礼记·大学》说：“苟日新，日日新，又日新。”清人钱大昕有一部书叫《十驾斋养新录》，他以咏芭蕉的诗句解释“养新”之义说：“芭蕉心尽展新枝，新卷新心暗已随，愿学新心养新德，长随新叶起新知。”原来新知是“养”出来的。

中华民族“和实生物，同则不继”的思想智慧，与当今国际社会提出的保护和促进文化多样性、保护人类的非物质文化遗产的需求相呼应。世界卫生组织2000年发布的《传统医学研究和评价方法指导总则》中，将“传统医学”定义为“在维护健康以及预防、诊断、改善或治疗身心疾病方面使用的各种以不同文化所特有的理论、信仰和经验为基础的知识、技能和实践的总和”，点明了文化是传统医学的根基。习近平总书记深刻指出："中医药学是中国古代科学的瑰宝，也是打开中华文明宝库的钥匙。"这套丛书的整理出版，也是为了打磨好中医药学这把钥匙，以期打开中华文明这个宝库。

希望这套书的再版，能够带您回归经典，重温中医智慧，获得启示，增添助力！

中国医药科技出版社

2019年6月

校注说明

一、版本选择

本书成书于1249年，历代多有刊刻，流传甚广。本次点校以《古今医统正脉全书》（简称原本）为底本；以《四库全书》（简称四库本）为主校本；以《济生拔粹》（简称济生拔粹本）、《东垣十书》（简称东垣十书本），为参校本。

1.《古今医统正脉全书》采用明·万历二十九年王肯堂编，吴勉学刻本。

2.《四库全书》采用清·乾隆五十年（1785）文津阁本。

3.《济生拔粹》采用1938年上海涵芬楼影印元·延佑二年本。

4.《东垣十书》采用明·嘉靖八年辽藩朱宠旗梅南书屋刻本。

二、点校方法

1.原书无目录，为了便于查阅，参考《东垣十书》本目录及现行文例，据正文标题增补目录，并据正方增补部分标题，不出校记。

2.原书无标点，为便于阅读，今采用国家颁布的《标点符号用法》进行标点。

3.原书为竖排，现采用简体横排，文中表示文字位置的“右”“左”，一律改为“上”“下”，不出校记。

4.校勘方面，底本因刻写原因出现的明显错讹而校本正确者，予以径改，不出校记；底本与校本文字不一，底本明显错误者，据校本予以改正或增删底本原文，并出校记；底本与校本互异，难以判定是非或文意均通者，不改动底本原文，只出校记，说明校本不同之处。

5. 原文中的异体字、通假字、古今字、俗写字，一律改为通行的简化字，如“藏府”改作“脏腑”,“舌胎”改作“舌苔”,“脉沈”改作“脉沉”，不出校记。“已、以”“巳、己、已”据文意及现代行文习惯做相应改动，不出校记。

校注者

2009 年 10 月

序

天之邪气，感则害人五脏，八风之邪，中人之高者也。水谷之寒热，感则害人六腑，谓水谷入胃，其精气上注于肺，浊溜于肠胃，饮食不节而病者也。地之湿气，感则害人皮肤筋脉，必从足始者也。《内经》说百病皆由上中下三者，及论形气两虚，即不及天地之邪，乃知脾胃不足为百病之始。有余不足，世医不能辨之者，盖已久矣。往者遭壬辰之变，五六十日之间，为饮食劳倦所伤而殁者，将百万人，皆谓由伤寒而殁。后见明之“辨内外伤”及“饮食劳倦伤”一论，而后知世医之误。学术不明，误人乃如此，可不大哀耶？明之既著论矣，且惧俗蔽不可以猝悟也，故又著《脾胃论》叮咛之。上发二书之微，下祛千载之惑，此书果行，壬辰药祸，当无从而作。仁人之言，其意博哉！

己酉七月望日遗山元好问序

目录

卷上

卷中

卷下

卷　上

脾胃虚实传变论

《五脏别论》云：胃、大肠、小肠、三焦、膀胱，此五者，天气之所生也，其气象天，故泻而不藏。此受五脏浊气，名曰传化之腑，此不能久留，输泻者也。所谓五脏者，藏精气而不泻也，故满而不能实；六腑者，传化物而不藏，故实而不能满。所以然者，水谷入口，则胃实而肠虚；食下，则肠实而胃虚。故曰实而不满，满而不实也。

《阴阳应象大论》云：谷气通于脾，六经为川，肠胃为海，九窍为水注之气。九窍者，五脏主之，五脏皆得胃气，乃能通利。

《通评虚实论》云：头痛耳鸣，九窍不利，肠胃之所生也。胃气一虚，耳、目、口、鼻，俱为之病。

《经脉别论》云：食气入胃，散精于肝，淫气于筋。食气入胃，浊气归心，淫精于脉。脉气流经，经气归于肺，肺朝百脉，输精于皮毛。毛脉合精，行气于腑。腑精神明，留于四脏，气归于权衡，权衡以平，气口成寸，以决死生。

饮入于胃，游溢精气，上输于脾，脾气散精，上归于肺，通调水道，下输膀胱。水精四布，五经并行，合于四时五脏阴阳，揆度以为常也。

又云：阴之所生，本在[①]五味，阴之五宫，伤在五味。至于五味，口嗜而欲食之，必自裁制，勿使过焉，过则伤其正也。谨和五味，骨正筋柔，气血以流，腠理以密，如是则骨气以精，谨道如法，长[②]有天命。

《平人气象论》云：人以水谷为本，故人绝水谷则死，脉无胃气亦死。所谓无胃气者，非肝不弦、肾不石也。

历观诸篇而参考之，则元气之充足，皆由脾胃之气无所伤，而后能滋养元气。若胃气之本弱，饮食自倍，则脾胃之气既伤，而元气亦不能充，而诸病之所由生也。

《内经》之旨，皎如日星，犹恐后人有所未达，故《灵枢经》中复申其说。经云：水谷入口，其味有五，各注其海，津液各走其道。胃者水谷之海，其输上在气街，下至三里。水谷之海有余则腹满，水谷之海不足则饥不受谷食。人之所[③]受气者谷也，谷之所注者胃也。胃者，水谷气血[④]之海也。海之所行云气者，天下也。胃之所出气血者，经隧也。经隧者，五脏六腑之大络也。

又云：五谷入于胃也，其糟粕、津液、宗气分为三隧，故宗气积[⑤]于胸[⑥]中，出于喉咙，以贯心肺而行呼吸焉。荣气者，必其津液注之于脉，化而为血，以荣四末，内注五脏六腑，以

---

① 在：四库本作“于”。

② 长：四库本作“是”。

③ 所：四库本无此字。

④ 气血：四库本作“血气”。

⑤ 积：四库本作“原”。

⑥ 胸：原本作“胃”，据四库本、东垣十书本改。

应刻数焉。卫者出其悍气之剽疾，而行于四末分肉皮肤之间，而不休者也。

又云：中焦之所出，亦并胃中，出上焦之后。此所受气者，泌糟粕，蒸津液，化为精微，上注于肺脉，乃化而为血，以奉生身，莫贵于此。

圣人谆复其辞而不惮其烦者，仁天下后世之心亦惓惓矣。故夫饮食失节，寒温不适，脾胃乃伤。此因喜、怒、忧、恐，损耗元气，资助心火。火与元气不两立，火胜则乘其土位，此所以病也。

《调经篇》云：病生阴者，得之饮食居处、阴阳喜怒。又云：阴虚则内热，有所劳倦，形气衰少，谷气不盛，上焦不行，下脘不通，胃气热，热气熏胸中，故为内热。脾胃一伤，五乱互作，其始病[①]遍身壮热，头痛目眩，肢体沉重，四肢不收，怠惰嗜卧，为热所伤，元气不能运用，故四肢困怠如此。

圣人著之于经，谓人以胃土为本，成文演义，互相发明，不一而止。粗工不解读，妄意施用，本以活人，反以害人。今举经中言病从脾胃所生，及养生当实元气者，条陈之。

《生气通天论》云：苍天之气，清净则志意治，顺之则阳气固，虽有贼邪，弗能害也，此因时之序。故圣人传精神，服天气，而通神明。失之内闭九窍，外壅肌肉，卫气散解，此谓自伤，气之削也。阳气者，烦劳则张，精绝，辟积于夏，使人煎厥。目盲耳闭，溃溃乎若坏都。故苍天之气贵清净，阳气恶烦劳，病从脾胃生者一也。

《五常政大论》云：阴精所奉其人寿，阳精所降其人夭。

① 病：四库本作“痛”。

阴精所奉，谓脾胃既和，谷气上升，春夏令行，故其人寿。阳精所降，谓脾胃不和，谷气下流，收藏令行，故其人夭。病从脾胃生者二也。

《六节藏象论》云：脾、胃、大肠、小肠、三焦、膀胱者，仓廪之本，荣之居也，名曰器，能化糟粕转味而入出者也。其华在唇四白，其充在肌，其味甘，其色黄，此至阴之类，通于土气。凡十一脏皆取决于胆也。胆者，少阳春升之气，春气升则万化安。故胆气春升，则余脏从之。胆气不升，则飧泄、肠澼不一而起矣。病从脾胃生者三也。

经云：天食人以五气，地食人以五味。五气入鼻，藏于心肺，上使五色修明，音声能彰；五味入口，藏于肠胃，味有所藏，以养五气，气[①]和而生，津液相成，神乃自生。此谓之气者，上焦升[②]发，宣五谷味，熏肤、充身、泽毛，若雾露之溉。气或乖错，人何以生？病从脾胃生者四也。

岂特四者，至于经论天地之邪气，感则害人五脏六腑，及形气俱虚，乃受外邪。不因虚邪，贼邪不能独伤人。诸病从脾胃而生明矣。

圣人旨意，重见叠出，详尽如此，且垂戒云：法于阴阳，和于术数，食饮有节，起居有常，不妄作劳，故能形与神俱，而尽终其天年，度百岁乃去。由是言之，饮食起居之际，可不慎哉！

脏气法时升降浮沉补泻之图

五行相生，木火土金水，循环无端，惟脾无正行，于四季

① 气：原本无，据四库本补。

② 升：四库本作“开”。

之末各旺一十八日，以生四脏。四季者，辰、戌、丑、未是也。人身形以应九野，左足主立春，丑位是也；左手主立夏，辰位是也；右手主立秋，未位是也；右足主立冬，戌位是也。戊湿[①]其本气平，其兼气温、凉、寒、热，在人以胃应之。己土其本味咸，其兼味辛、甘、酸、苦，在人以脾应之。脾胃兼化，其病治之各从其宜，不可定体，肝肺之病，在水火之间，顺逆[②]传变不同，温凉不定，当求责耳。

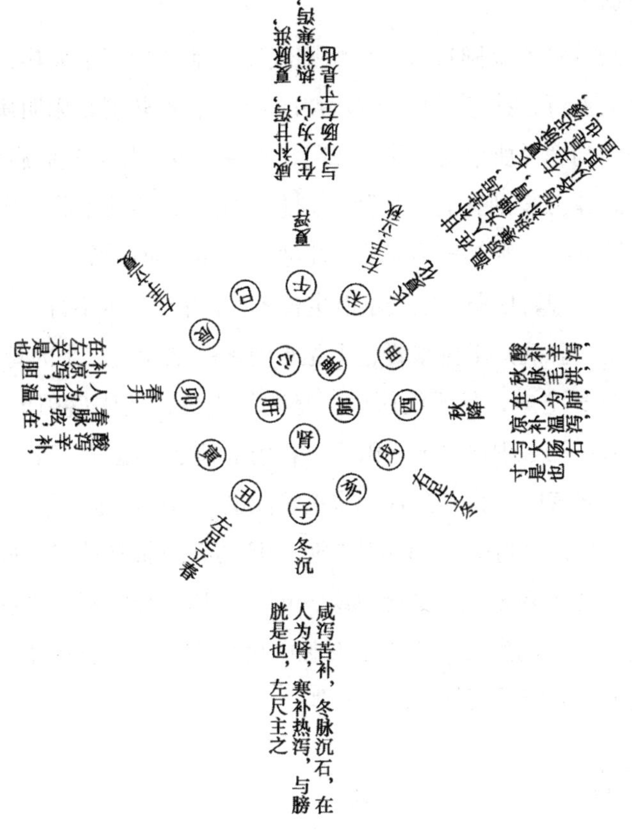
春升
秋降
冬沉
子
丑
卯
申
酉
肝
肾
咸泻苦补，冬脉沉石，在人为肾，寒补热泻，与膀胱是也，左尺主之

① 湿：四库本作“土”。

② 顺逆：四库本作“逆顺”。

脾胃胜衰论

胃中元气盛，则能食而不伤，过时而不饥。脾胃俱旺，则能食而肥。脾胃俱虚，则不能食而瘦。或少食而肥，虽肥而四肢不举，盖脾实而邪气盛也。又有善食而瘦者，胃伏火邪于气分则能食。脾虚则肌肉削，即食㑊也。叔和云：多食亦肌虚，此之谓也。

夫饮食不节则胃病，胃病则气短，精神少而生大热，有时而显火上行，独燎其面。《黄帝针经》云：面热者足阳明病。胃既病，则脾无所禀受。脾为死阴，不主时也，故亦从而病焉。

形体劳役则脾病，病脾[①]则怠惰嗜卧，四肢不收，大便泄泻。脾既病，则其胃不能独行津液，故亦从而病焉。

大抵脾胃虚弱，阳气不能生长[②]，是春夏之令不行，五脏之气不生。脾病则下流乘肾，土克水则乏[③]之无力，是为骨蚀[④]。令人骨髓空虚，足不能履地，是阴气重叠，此阴盛阳虚之证。大法云：汗之则愈，下之则死。若用辛甘之药滋胃，当升当浮，使生长之气旺。言其汗者，非正发汗也，为助阳也。

夫胃病其脉缓，脾病其脉迟，且其人当脐有动气，按之牢若痛。若火乘土位，其脉洪缓，更有身热、心中不便之证。此阳气衰弱不能生发，不当于五脏中用药法治之，当从《藏气法时论》中升降浮沉补泻法用药耳。

---

① 病脾：济生拔粹本作“脾病”。

② 长：济生拔粹本作“发”。

③ 乏：原本作“之”，据诸校本改。

④ 蚀：原本作“痿”，据诸本改。

如脉缓，病怠惰嗜卧，四肢不收，或大便泄[1]泻，此湿胜，从平胃散。若脉弦，气弱自汗，四肢发热，或大便泄泻，或皮毛枯槁、发脱落，从黄芪建中汤。脉虚而血弱，于四物汤中摘一味或二味，以本显证中加之。或真气虚弱，及气短脉弱，从四君子汤。或渴，或小便闭涩，赤黄多少，从五苓散去桂，摘一二味加正药中。以上五药，当于本证中随所兼见证加减。

假令表虚自汗，春夏加黄芪，秋冬加桂。如腹中急缩，或脉弦，加防风；急甚加甘草；腹中窄狭，或气短者亦加之；腹满、气不转者勿加；虽气不转，而脾胃中气不和者勿去，但加厚朴以破滞气，然亦不可多用，于甘草五分中加一分可也。腹中夯闷，此非腹胀，乃散而不收，可加芍药收之。如肺气短促，或不足者，加人参、白芍药。中焦用白芍药，则脾中升阳，使肝胆之邪不敢犯也。腹中窄狭及缩急者去之，及诸酸涩药亦不可用。腹中痛者加甘草、白芍药，稼穑作甘，甘者己也。曲直作酸，酸者甲也。甲己化土，此仲景妙法也。腹痛兼发热加黄芩，恶寒或腹中觉寒加桂。怠惰嗜卧有湿，胃虚不能食，或沉困，或泄泻，加苍术。自汗加白术。小便不利加茯苓，渴亦加之。气弱者加白茯苓、人参。气盛者加赤茯苓、缩砂仁。气复不能转运有热者，微加黄连，心烦乱亦加之。小便少者加猪苓、泽泻。汗多、津液竭于上，勿加之，是津液还入胃中，欲自行也。不渴而小便[2]闭塞不通，加炒黄柏、知母。小便涩者加炒滑石，小便淋涩者加泽泻。且五苓散治渴而小便不利，无恶寒者不得用桂。不渴而小便自利，妄见妄闻，乃瘀血证，用炒黄柏、知

① 泄：四库本作“痛”。

② 便：四库本其后有“常常”二字。

母，以除肾中燥热。窍不利而淋，加泽泻、炒滑石。只治[①]窍不利者，六一散中加木通亦可。心脏热者，用钱氏方中导赤散。中满或但腹胀者，加厚朴，气不顺加橘皮，气滞加青皮一、橘皮三。气短、小便利者，四君子汤中去茯苓，加黄芪以补之。如腹中气不转者，更加甘草一半。腹中刺痛，或周身刺痛者，或里急者，腹中不宽快是也。或虚坐而大便不得者，皆血虚也。血虚则里急，或血气虚弱而目睛痛者，皆加当归身。头痛者加川芎，苦头痛加细辛，此少阴头痛也。发脱落及脐下痛，加熟地黄。

予平昔调理脾胃虚弱，于此五药中加减，如五脏证中互显一二证，各对证加药无不验。然终不能使人完复，后或有因而再至者，亦由督、任、冲三脉为邪，皆胃气虚弱之所致也。法虽依证加减，执方疗病，不依《素问》法度耳。

是以检讨《素问》《难经》及《黄帝针经》中说脾胃不足之源，乃阳气不足，阴气有余，当从六气不足、升降浮沉法，随证用药治之。盖脾胃不足，不同余脏，无定体故也。其治[②]肝心肺肾有余不足，或补或泻，惟益脾胃之药为切。

经言：至而不至，是为不及，所胜妄行，所生受病，所不胜乘之也。

至而不至者，谓从后来者为虚邪，心与小肠来乘脾胃也。脾胃脉中见浮大而弦，其病或烦躁闷乱，或四肢发热，或口苦[③]、舌干、咽干。盖心主火，小肠主热，火热来乘土位，乃湿热相合，故烦躁闷乱也。四肢者，脾胃也。火乘之，故四肢发

① 治：济生拔粹本无此字。
② 治：济生拔粹本无此字。
③ 苦：济生拔粹本、东垣十书本作“干”。

热也[①]。饮食不节，劳役所伤，以致脾胃虚弱，乃血所生病。主口中津液不行，故口干、咽干也。病人自以为渴，医者治以五苓散，谓止渴燥，而反加渴燥，乃重竭津液以至危亡。经云：虚则补其母。当于心与小肠中，以补脾胃之根蒂也。甘温之药为之主，以苦寒之药为之使，以酸味为之臣佐，以其心苦缓，急食酸以收之。心火旺则肺金受邪，金虚则以酸补之，次以甘温及甘寒之剂，于脾胃中泻心火之亢盛，是治其本也。

所胜妄行者，言心火旺，能令母实。母者，肝木也。肝木旺，则挟火势无所畏惧而妄行也。故脾胃先受之，或身体沉重，走疰疼痛。盖湿热相搏，而风热郁而不得伸，附着于有形也。或多怒者，风热下陷于地中也。或目病而生内障者，脾裹血，胃主血，心主脉，脉者血之府也。或云心主血，又云肝主血，肝之窍开于目也。或妄见妄闻，起妄心，夜梦亡人，四肢满闭转筋，皆肝木太[②]盛而为邪也。或生痿，或生痹，或生厥，或中风，或生恶疮，或作肾痿，或为上热下寒，为邪不一，皆风热不得升长，而木火遏于有形中也。

所生受病者，言肺受土、火、木之邪，而清肃之气伤，或胸满、少气、短气者，肺主诸气，五脏之气皆不足，而阳道不行也。或咳嗽寒热者，湿热乘其内也。

所不胜乘之者，水乘木之妄行，而反来侮土。故肾入心为汗，入肝为泣，入脾为涎，入肺为痰、为嗽、为涕、为嚏、为水出鼻也。一说下元土盛克水，致督、任、冲三脉盛，火旺煎熬，令水沸腾而乘脾肺，故痰涎唾出于口也。下行为阴汗，为外肾冷，为足不任身，为脚下隐痛，或水附木势而上，为眼涩，

---

① 盖心主火……故四肢发热也：此四十字原本无，据校本补。

② 太：济生拔粹本、东垣十书本作“火”。

为眵，为冷泪，此皆由肺金之虚而寡于畏也。

夫脾胃不足，皆为血病。是阳气不足，阴气有余，故九窍不通。诸阳气根于阴血中，阴血受火邪则阴盛，阴盛则上乘阳分，而阳道不行，无生发升腾之气也。夫阳气走空窍者也，阴气附形质者也。如阴气附于上，阳气升于天，则各安其分也。

今所立方中，有辛甘温药者，非独用也。复有甘苦大寒之剂，亦非独用也。以火酒二制为之使，引苦甘寒药至顶，而复入于肾肝之下，此所谓升降浮沉之道，自偶而奇、奇而至偶者也阳分奇，阴分偶。泻阴火，以诸风药，升发阳气，以滋肝胆之用，是令阳气生，上出于阴分，末用辛甘温药接[1]其升药，使火发散于阳分，而令走九窍也。经云：食入于胃，散精于肝，淫气于筋；食入于胃，浊气归心，淫精于脉；脉气流经，经气归于肺；肺朝百脉，输精于皮毛；毛脉合精，行气于腑。且饮食入胃，先行阳道，而阳气升浮也。浮者阳气散满皮毛，升者充塞头顶，则九窍通利也。

若饮食不节，损其胃气，不能克化，散于肝，归于心，溢于肺，食入则昏冒欲睡，得卧则食在一边，气暂得舒，是知升发之气不行者此也。经云：饮入于胃，游溢精气，上输于脾，脾气散精，上归于肺。病人饮入胃，遽觉至脐下，便欲小便。由精气不输于脾，不归于肺，则心火上攻，使口燥咽干，是阴气大盛，其理甚易知也。况脾胃病则当脐有动气，按之牢若痛，有是者乃脾胃虚，无是则非也，亦可作明辨矣。

脾胃不足，是火不能生土，而反抗拒，此至而不至，是为不及也。

---

① 接：四库本、济生拔粹本作“按”。

白术君 人参臣 甘草佐 芍药佐 黄连使 黄芪臣 桑白皮使

诸风药皆是风能胜湿也，及诸甘温药亦可。

心火亢盛，乘于脾胃之位，亦至而不至，是为不及也。

黄连君 黄柏臣 生地黄臣 芍药佐 石膏佐 知母佐 黄芩佐 甘草使[①]

肝木妄行，胸胁痛，口苦舌干，往来寒热而呕，多怒，四肢满闭，淋溲，便难，转筋，腹中急痛，此所不胜乘之也。

羌活佐 防风臣 升麻使 柴胡君 独活佐 芍药臣 甘草臣 白术佐 茯苓佐[②] 猪苓 泽泻佐 肉桂臣 藁本 川芎 细辛 蔓荆子 白芷 石膏 黄柏佐 知母 滑石

肺金受邪，由脾胃虚弱不能生肺，乃所生受病也。故咳嗽气短，气上，皮毛不能御寒，精神少而渴，情惨惨而不乐，皆阳气不足，阴气有余，是体有余而用不足也。

人参君 白术佐 白芍药佐 橘皮臣 青皮以破滞气 黄芪臣 桂枝佐 桔梗引用 桑白皮佐 甘草诸酸之药皆可 木香佐 槟榔 五味子佐，此三味除客气

肾水反来侮土，所胜者妄行也。作涎及清涕，唾多，溺多而恶寒者是也。土火复之，及二[③]脉为邪，则足不任身，足下痛，不能践地，骨乏无力，喜睡，两丸冷，腹阴阴而痛，妄闻妄见，腰脊背胛皆痛。

干姜君 白术臣 苍术佐 附子佐，炮，少许 肉桂[④]去皮，

---

① 使：原本作“佐”，据诸校本改。

② 甘草臣、白术佐、茯苓佐：此九字原本无，据校本补。

③ 二：四库本、济生拔粹本、东垣十书本俱作“三”。

④ 桂：济生拔粹本、东垣十书本后有“佐”字。

少许　川乌头臣　茯苓佐　泽泻使　猪苓佐

夫饮食入胃，阳气上行，津液与气入于心，贯于肺，充实皮毛，散于百脉。脾禀气于胃，而浇灌四旁，荣养气血者也。今饮食损胃，劳倦伤脾，脾胃虚则火邪乘之而生大热，当先于心分补脾之源。盖土生于火，兼于脾胃中泻火之亢甚[①]，是先治其标，后治其本也。

且湿热相合，阳气日以虚，阳气虚则不能上升，而脾胃之气下流，并于肾肝，是有秋冬而无春夏。春主升，夏主浮，在人则肝心应之，弱则阴气盛，故阳气不得营经。经云：阳本根于阴。惟泻阴中之火，味薄风药升发，以伸阳气，则阴气不病，阳气生矣。《左传》云：履端于始，序则不愆。正谓此也。

《四气调神大论》云：天明则日月不明，邪害空窍，阳气者闭塞，地气者冒明，云雾不精，则上应白露不下。在人则缘胃虚，以火乘之。脾为劳倦所伤，劳则气耗，而心火炽动，血脉沸腾，则血病而阳气不治，阴火乃独炎上而走于空窍，以至燎于周身，反用热药以燥脾胃，则谬之谬也。

胃乃脾之刚，脾乃胃之柔，表里之谓也。饮食不节，则胃先病，脾无所禀而后病。劳倦则脾先病，不能为胃行气而后病。其所生病之先后虽异，所受邪则一也。

胃为十二经之海，十二经皆禀血气，滋养于身。脾受胃之禀，行其气血也。脾胃既虚，十二经之邪不一而出。

假令不能食而肌肉削，乃本病也。其右关脉缓而弱，本脉也。而本部本证脉中兼见弦脉，或见四肢满闭淋溲、便难、转筋一二证，此肝之脾胃病也，当于本经药中加风药以泻之。

---

① 之亢甚：原本作“主生化之原”，据诸校本改。

本部本证脉中兼见洪大，或见肌热、烦热、面赤而不能食、肌肉消一二证，此心之脾胃病也，当于本经药中加泻心火之药。

本部本证脉中兼见浮涩，或见气短、气上、喘咳、痰盛、皮涩一二证，此肺之脾胃病也，当于本经药中兼泻肺之体及补气之药。

本部本证脉中兼见沉细，或见善恐欠之证，此肾之脾胃病也，当于本经药中加泻肾水之浮，及泻阴火伏炽之药。

经云：病有逆从，治有反正。除四反治法，不须论之。其下云：惟有阳明、厥阴不从标本，从乎中。其注者以阳明在上，中见太阴；厥阴在上，中见少阳为说。予独谓不然，此中非中外之中也，亦非上中之中也，乃不定之辞。盖欲人临病，消息酌中用药耳。以手足阳明、厥阴者，中气也。在卯酉之分，天地之门户也。春分、秋分以分阴分阳也，中有水火之异者也。况手厥阴为十二经之领袖，主生化之源[①]，足阳明为十二经之海，主经营之气，诸经皆禀之。言阳明、厥阴与何经相并而为病，酌中以用药，如权之在衡，在两则有在两之中，在斤则有在斤之中也。

所以言此者，发明脾胃之病，不可一例而推之，不可一途而取之，欲人知百病皆由脾胃衰而生也。毫厘之失，则灾害立生。假如时在长夏，于长夏之令中立方，谓正当主气衰而客气旺之时也。后之处方者，当从此法加时令药，名曰补脾胃泻阴火升阳汤。

补脾胃泻阴火升阳汤

柴胡一两五钱　甘草炙　黄芪臣　苍术泔浸，去黑皮，切作片子，日曝干，锉碎，炒　羌活以上各一两　升麻八钱　人参臣　黄芩

① 是先治其标……主生化之源：此六百七十七字原本脱，据四库本补。

以上各七钱　**黄连**去须，酒制，五钱，炒，为臣，为佐　**石膏**少许，长夏微用，过时去之，从权

上件㕮咀，每服三钱，水二盏，煎至一盏，去渣，大温服，早饭后、午饭前，间日服。服药之时[①]，宜减食，宜美食。服药讫，忌语话一二时辰许，及酒、湿面、大料物之类，恐大湿热之物，复助火邪而愈损元气也。亦忌冷水及寒凉、淡渗之物及诸果，恐阳气不能生旺也。宜温食及薄滋味以助阳气。大抵此法此药，欲令阳气升浮耳。若渗泄淡味皆为滋阴之味，为大禁也。虽然亦有从权而用之者，如见肾火旺及督、任、冲三脉盛，则用黄柏、知母酒洗讫，火炒制加之，若分两则临病斟酌，不可久服，恐助阴气而为害也。小便赤或涩当利之，大便涩当行之，此亦从权也，得利则勿再服。此虽立食禁法，若可食之物一切禁之，则胃气失所养也，亦当从权而食之，以滋胃也。

肺之脾胃虚论

脾胃之虚，怠惰嗜卧，四肢不收。时值秋燥令行，湿热少退。体重节痛，口苦舌干，食无味，大便不调，小便频数，不[②]嗜食，食不消，兼见肺病，洒淅恶寒，惨惨不乐，面色恶而不和，乃阳气不伸故也。当升阳益胃，名之曰升阳益胃汤。

升阳益胃汤

黄芪二两　**半夏**汤洗，此一味脉涩者宜用　**人参**去芦　**甘草**炙，以上各一两　**白芍药**　**防风**以其秋旺，故以辛温泻之　**羌活**　**独活**以上各五钱　**橘皮**不去穰，四钱　**茯苓**小便利、不渴者勿用　**泽泻**不淋

① 之时：济生拔粹本作“前”。

② 不：四库本无此字。

勿用　柴胡　白术以上各三钱　黄连二钱

何故秋旺用人参、白术、芍药之类反补肺？为脾胃虚，则肺最受病，故因时而补，易为力也。

上㕮咀，每服三钱，生姜五片，枣二枚去核，水三盏，同煎至一盏，去渣，温服。早饭午饭之间服之。禁忌如前。其药渐加至五钱止。服药后，如小便罢而病加增剧，是不宜利小便，当少去茯苓、泽泻。若喜食，初一二日不可饱食，恐胃再伤，以药力尚少，胃气不得转运升发也。须薄滋味之食，或美食，助其药力，益升浮之气而滋其胃气也。慎不可淡食以损药力，而助邪气之降沉也。可以小役形体，使胃与药得转运升发，慎勿大劳役使[①]复伤。若脾胃得安静尤佳。若胃气少觉强壮，少食果以助谷药之力。经云：五谷为养，五果为助者也。

君臣佐使法

《至真要大论》云：有毒无毒，所治为主。主病者为君，佐君者为臣，应臣者为使。一法，力大者为君。

凡药之所用，皆以气味为主，补泻在味，随时换气。气薄者为阳中之阴，气厚者为阳中之阳。味薄者为阴中之阳，味厚者为阴中之阴。辛、甘、淡中热者为阳中之阳，辛、甘、淡中寒者为阳中之阴，酸、苦、咸之寒者为阴中之阴，酸、苦、咸之热者为阴中之阳。夫辛、甘、淡、酸、苦、咸，乃味之阴阳，又为地之阴阳也。温、凉、寒、热，乃气之阴阳，又为天之阴阳也。气味生成，而阴阳造化之机存焉。一物之内，气味兼有，

① 使：东垣十书本，其后有“气”字。

一药之中，理性具焉。主对治疗，由是而出。

假令治表实，麻黄、葛根；表虚，桂枝、黄芪；里实，枳实、大黄；里虚，人参、芍药；热者，黄芩、黄连；寒者，干姜、附子之类为君。君药分两最多，臣药次之，使药又次之，不可令臣过于君，君臣有序，相与宣摄，则可以御邪除病矣。如《伤寒论》云：阳脉涩，阴脉弦，法当腹中急痛。以芍药之酸于土中泻木为君，饴糖、炙甘草甘温补脾养胃为臣，水挟木势亦来侮土，故脉弦而腹痛，肉桂大辛热佐芍药以退寒水，姜、枣甘辛温发散阳气，行于经脉皮毛为使，建中之名，于此见焉。有缓、急、收、散、升、降、浮、沉、涩、滑之类非一，从权立法于后。

如皮毛、肌肉之不伸，无大热，不能食而渴者，加葛根五钱；燥热及胃气上冲，为冲脉所逆，或作逆气而里急者，加炒黄柏、知母；觉胸中热而不渴，加炒黄芩；如胸中结滞气涩，或有热病者，亦各加之。如食少而小便少者，津液不足也，勿利之，益气补胃自行矣。

如气弱气短者，加人参。只升阳之剂助阳，尤胜加人参。恶热、发热而燥渴，脉洪大，白虎汤主之；或喘者，加人参；如渴不止，寒水石、石膏各等份，少少与之，即钱氏方中甘露散，主身大热而小便数，或上饮下溲，此燥热也；气燥加白葵花，血燥加赤葵花。

如脉弦，只加风药，不可用五苓散；如小便行病增者，此内燥津液不能停，当致津液，加炒黄柏、赤葵花。

如心下痞闷者，加黄连一、黄芩三[①]，减诸甘药。不能食，

① 三：四库本作“五”。

心下软而痞者，甘草泻心汤则愈。痞有九种，治有仲景五方泻心汤。

如喘满者，加炙厚朴。

如胃虚弱而痞者，加甘草。如喘而小便不利者，加苦葶苈。小便不利者加之，小便利为禁药也[①]。

如气短、气弱而腹微满者，不去人参去甘草，加厚朴，然不若苦味泄之，而不令大便行。

如腹微满而气不转，加之中满者，去甘草倍黄连加黄柏，更加三味五苓散少许；此病虽宜升宜汗，如汗多亡阳，加黄芪[②]；四肢烦热肌热，与羌活、柴胡、升麻、葛根、甘草则愈。

如鼻流清涕、恶风，或项、背、脊、膂强痛，羌活、防风、甘草等份，黄芪加倍，临卧服之。

如有大热、脉洪大，加苦寒剂而热不退者加石膏。如脾胃中热，加炒黄连、甘草。凡治此病脉数者，当用黄柏，或少加黄连，以柴胡、苍术、黄芪、甘草，更加升麻，得汗出则脉必下，乃火郁则发之也。

如证退而脉数不退，不洪大而疾有力者，多减苦药加石膏。如大便软或泄者，加桔梗，食后服之。此药若误用，则其害非细，用者当斟酌，旋旋加之。如食少者，不可用石膏，石膏善能去脉数疾；病退脉数不退者，不可治也；如不大渴，亦不可用。如脉弦而数者，此阴气也。风药升阳以发火郁，则脉数峻退矣。以上五法加减未尽，特以明大概耳。

---

① 小便不利者加之，小便利为禁药也：此十四字，四库本、济生拔粹本在上“如喘满者，加炙厚朴”后。

② 芪：原本作“芩”，据四库本改。

分经随病制方

《脉经》云：风寒汗出，肩背痛，中风，小便数而欠者，风热乘其肺，使肺气郁甚也。

当泻风热，以通气防风汤主之。

通气防风汤

柴胡　升麻　黄芪以上各一钱[①]　羌活　防风　橘皮　人参　甘草以上各五分　藁本三分　青皮　白豆蔻仁　黄柏以上各二分

上㕮咀，都作一服，水二大盏，煎至一盏，去渣，温服，食后。气盛者宜服；面白脱色，气短者勿服。

如小便遗失者，肺气虚也，宜安卧养气，禁劳役，以黄芪、人参之类补之。不愈，当责有热，加黄柏、生地黄。

如肩背痛不可回顾，此手太阳气郁而不行，以风药散之。

如脊痛项强，腰似折，项似拔，上冲头痛者，乃足太阳经之不行也，以羌活胜湿汤主之。

羌活胜湿汤

羌活　独活以上各一钱　甘草炙　藁本　防风以上各五分　蔓荆子三分　川芎二分

上件㕮咀，都作一服，水二盏，煎至一盏，去渣，温服，食后。如身重，腰沉沉然，乃经中有湿热也，更加黄柏一钱、附子半钱、苍术二钱。

如腿脚沉重无力者，加酒洗汉防己半钱，轻则附子，重则川乌头少许，以为引用而行血[②]也。

---

① 一钱：四库本作“五分”。

② 血：四库本、济生拔粹本作“经”。

如卧而多惊，小便淋溲者，邪在少阳、厥阴，亦用太阳经药，更加柴胡半钱；如淋加泽泻半钱，此下焦风寒二经合病也。经云：肾肝之病同一治，为俱在下焦，非风药行经不可也。

如大便后有白脓，或只便白脓者，因劳役气虚，伤大肠也，以黄芪人参汤补之；如里急频见者，血虚也，更加当归。

如肺胀膨膨而喘咳，胸高气满，壅盛而上奔者，多加五味子，人参次之，麦门冬又次之，黄连少许。

如甚则交两手而瞀者，真气大虚也。若气短加黄芪、五味子、人参；气盛加五味子、人参、黄芩、荆芥穗，冬月去荆芥穗，加草豆蔻仁。

如嗌[①]痛颔肿，脉洪大面赤者，加黄芩、桔梗、甘草各五分。如耳鸣，目黄，颊颔肿，颈、肩、臑、肘、臂外后肿痛，面赤，脉洪大者，以羌活、防风、甘草、藁本通其经血，加黄芩、黄连消其肿，以人参、黄芪益其元气而泻其火邪。如脉紧者寒也，或面白善嚏，或面色恶，皆寒也，亦加羌活等四味，当泻足太阳，不用连、芩，少加附子以通其脉，面色恶，多悲恐者，更加桂、附。

如便白脓少有滑，频见污衣者，气脱，加附子皮，甚则加米壳。如气涩者，只以甘药补气，安卧不语，以养其气。

用药宜禁论

凡治病服药，必知时禁、经禁、病禁、药禁。

夫时禁者，必本四时升降之理，汗、下、吐、利之宜。大

---

① 嗌：原本作“益”，据诸校本改。

法：春宜吐，象万物之发生，耕、耨、科、斫，使阳气之郁者易达也。夏宜汗，象万物之浮而有余也。秋宜下，象万物之收成，推陈致新，而使阳气易收也。冬周密，象万物之闭藏，使阳气不动也。夫四时阴阳者，与万物浮沉于生长之门，逆其根，伐其本，坏其真矣。又云：用温远温[①]，用热远热，用凉远凉，用寒远寒，无翼其胜也。故冬不用白虎，夏不用青龙，春夏不服桂枝，秋冬不服麻黄，不失气宜。如春夏而下，秋冬而汗，是失天信，伐天和也。有病则从权，过则更之。

经禁者，足太阳膀胱经为诸阳之首，行于背，表之表，风寒所伤则宜汗，传入本则宜利小便。若下之太早，必变证百出，此一禁也。足阳明胃经行身之前，主腹满胀，大便难，宜下之。盖阳明化燥火，津液不能停，禁发汗、利小便，为重损津液，此二禁也。足少阳胆经行身之侧，在太阳、阳明之间，病则往来寒热、口苦、胸胁痛，只宜和解。且胆者无出无入，又主生发[②]之气，下则犯太阳，汗则犯阳明，利小便则使生发之气反陷入阴中，此三禁也。三阴非胃实不当下，为三阴无传本，须胃实得下也。分经用药，有所据焉。

病禁者，如阳气不足、阴气有余之病，则凡饮食及药忌助阴泻阳，诸淡食及淡味之药，泻升发以助收敛也。诸苦药皆沉，泻阳气之散浮，诸姜、附、官桂辛热之药，及湿面、酒、大料物之类，助火而泻元气，生冷、硬物损阳气，皆所当禁也。如阴火欲衰而退，以三焦元气未盛，必口淡，如咸物亦所当禁。

药禁者，如胃气不行，内亡津液而干涸，求汤饮以自救，

---

① 用温远温：四库本作“用湿远湿”。

② 生发：四库本、东垣十书本作“发生”。

非渴也，乃口干也；非温[①]胜也，乃血病也；当以辛酸益之，而淡渗五苓之类，则所当禁也。汗多禁利小便，小便多禁发汗，咽痛禁发汗、利小便。若大便快利，不得更利；大便秘涩，以当归、桃仁、麻子仁、郁李仁、皂角仁和血润肠，如燥药则所当禁者。吐多不得复吐，如吐而大便虚软者，此上[②]气壅滞，以姜、橘之属宣之。吐而大便不通则利大便，上药则所当禁也。诸病恶疮及小儿斑后，大便实者，亦当下之，而姜、橘之类则所当禁也。又如脉弦而服平胃散，脉缓而服黄芪建中汤，乃实实虚虚，皆所当禁也。

人禀天之湿化而生胃也，胃之与湿，其名虽二，其实一也。湿能滋养于胃，胃湿有余，亦当泻湿之太过也。胃之不足，惟湿物能滋养。仲景云：胃胜思汤饼，而胃虚食汤饼者，往往增剧。湿能助火，火旺郁而不通，主大[③]热，初病火旺，不可食以助火也。察其时，辨其经，审其病而后用药，四者不失其宜则善矣。

仲景引《内经》所说脾胃

著论处方已详矣，然恐或者不知其源，而无所考据，复以《黄帝内经》、仲景所说脾胃者列于下：

《太阴阳明论》云：太阴、阳明为表里，脾胃脉也。生病而异者何也？岐伯曰：阴阳异位，更虚更实，更逆更从，或从内，或从外，所从不同，故病异名也。帝曰：愿闻其异状也。岐伯曰：

---

① 温：四库本作“湿”。
② 上：东垣十书本作“土”。
③ 大：四库本作“火”。

阳者天气也，主外；阴者地气也，主内。故阳道实，阴道虚。故犯贼风虚邪者阳受之，食饮不节、起居不时者阴受之。阳受之则入六腑，阴受之则入五脏。入六腑则身热不得卧，上为喘呼；入五脏则䐜满闭塞，下为飧泄，久为肠澼。故喉主天气，咽主地气，故阳受风气，阴受湿气。阴气从足上行至头，而下行循臂至指端；阳气从手上行至头，而下行至足。故曰：阳病者，上行极而下；阴病者，下行极而上。故伤于风者，上先受之；伤于湿者，下先受之。

帝曰：脾病而四肢不用何也？岐伯曰：四肢皆禀气于胃，而不得至经，必因于脾乃得禀也。今脾病不能为胃行其津液，四肢不得禀水谷气，日[①]以衰，脉道不利，筋骨肌肉皆无气以生，故不用焉。

帝曰：脾不主时何也？岐伯曰：脾者土也，治中央，常以四时长四脏，各十八日寄治，不得独主于时也。脾脏者常著胃土之精也，土者生万物而法天地，故上下至头足，不得主时也。

《阴阳应象论》曰：人有五脏化五气，以生喜、怒、悲、忧、恐。故喜怒伤气，寒暑伤形，暴怒伤阴，暴喜伤阳。厥气上行，满脉去形。喜怒不节，寒暑过度，生乃不固。

《玉机真脏论》曰：脾太过，则令人四肢不举；其不及，则令人九窍不通。名曰重强。

又《通评虚实论》曰：头痛耳鸣，九窍不利，肠胃之所生也。

《调经论》曰：形有余则腹胀，泾溲不利；不足，则四肢不用。

---

① 日：东垣十书本前有“气”字。

又《气交变论》曰：岁土太过，雨湿流行，肾水受邪，民病腹痛，清厥意不乐，体重烦冤，甚则肌肉痿，足痿不收，行善瘛，脚下痛，饮发，中满食减，四肢不举。

又云：岁土不及，风乃大行，霍乱、体重、腹痛、筋骨繇复，肌肉瞤酸，善怒。

又云：咸病寒中，复则收政严峻，胸胁暴痛，下引少腹，善太息，虫食甘[①]黄，气客于脾，民食少失味。

又云：土不及，四维有埃云润泽之化不行[②]，则春有鸣条鼓拆之政，四维发振拉飘腾之变，则秋有肃杀霖淫之复，其眚四维，其脏脾，其病内舍心腹，外在肌肉四肢。

《五常政大论》：土平曰备化，不及曰卑监。

又云：其动疡涌分溃痈肿，其发濡滞，其病留满痞塞，从木化也。其病飧泄。

又云：土太过曰敦阜，其味甘、咸、酸，其象长夏，其经足太阴、阳明。又曰其病腹满，四肢不举，邪伤脾也。

《经脉别论》云：太阴藏搏者，用心省真，五脉[③]气少，胃气不平，三[④]阴也，宜治其下俞，补阳泻阴。

《脏气法时论》云：脾主长夏，足太阴阳明主治，其日戊己，脾苦湿，急食苦以燥之。

又云：病在脾，愈在秋，秋不愈，甚于春，春不死，持于夏，起于长夏，禁温食、饱食，湿地濡衣。脾病者，愈在庚辛，庚辛不愈，加于甲乙，甲乙不死，持于丙丁，起于戊己。脾病

① 甘：四库本作“引”。

② 不行：四库本、东垣十书本无此二字。

③ 脉：四库本作“脏”。

④ 三：四库本作“五”。

者，日昳慧，日出甚，下晡静。脾欲缓，急食甘以缓之，用苦泻之，甘补之。

又云：脾病者，身重、善饥、肉痿、足不收、行善瘛、脚下痛，虚则腹满肠鸣、飧泄、食不化，取其经太阴、阳明、少阴血者。

《经脉别论》：食气入胃，散精于肝，淫气于筋；食气入胃，浊气归心，淫精于脉；脉气流经，经气归于肺；肺朝百脉，输精于皮毛；毛脉合精，行气于腑，腑精神明，留于四脏，气归于权衡，权衡以平，气口成寸，以决死生。饮入于胃，游溢精气，上输于脾；脾气散精，上归于肺，通调水道，下输膀胱；水精四布，五经并行，合于四时、五脏、阴阳，揆度以为常也。

《五常政大论》：有太过、不及。太过者，薄所不胜，乘所胜也；不及者，至而不至，是为不及，所胜妄行，所生受病，所不胜者乘之也。

仲景云：人受气于水谷以养神，水谷尽而神去。故云：安谷则昌，绝谷则亡。水去则荣散，谷消则卫亡，荣散卫亡，神无所依。

又云：水入于经，其血乃成，谷入于胃，脉道乃行。故血不可不养，卫不可不温，血温卫和，得尽天年。

卷　中

气运衰旺图说

天地互为体用四说，察病神机。

湿、胃，化；热、小肠，长；风、胆，生。

皆陷下不足，先补，则：

黄芪、人参、甘草、当归身、柴胡、升麻，乃辛甘发散，以助春夏生长之用也。

土、脾，形；火、心，神；木、肝，血。

皆大盛，上乘生长之气，后泻，则：

甘草梢子之甘寒，泻火形于肺，逆于胸中，伤气者也。

黄芩之苦寒，以泻胸中之热，喘气上奔者也。

红花以破恶血，已用黄芩大补肾水，益肺之气，泻血中火燥者也。

寒、膀胱，藏气；燥、大肠，收气。

皆大旺，后泻，则：

黄芪之甘温，止自汗，实表虚，使不受寒邪。

当归之辛温，能润燥，更加桃仁以通幽门闭塞，利其阴路，除大便之难燥者也。

水、肾，精；金、肺，气。

皆虚衰不足，先补，则：

黄柏之苦寒，除湿热为痿，乘于肾，救足膝无力，亦除阴汗、阴痿而益精。

甘草梢子、黄芩补肺气，泄阴火之下行，肺苦气上逆，急食苦以泄之也。

此初受热中，常治之法也，非权也。权者，临病制宜之谓也。

常道，病则反常矣。

春、夏，乃天之用也，是地之体也。

秋、冬，乃天之体也，是地之用也。

此天地之常道，既病，反常也。

春、夏天之用，人亦应之。

食罢，四肢矫健，精、气、神皆出，九窍通利是也。口鼻气息自不闻其音，语声清响[①]如钟。

春、夏地之体，人亦应之。

食罢，皮肉筋骨血脉皆滑利，屈伸柔和，而骨刚力盛，用力不乏。

饮食劳倦所伤始为热中论

古之至人，穷于阴阳之化，究乎生死之际，所著《内外经》悉言人以胃气为本。盖人受水谷之气以生，所谓清气、荣气、运气、卫气、春升之气，皆胃气之别称也。夫胃为水谷之海，饮食

---

① 响：四库本作“音”。

入胃，游溢精气，上输于脾；脾气散精，上归于肺；通调水道，下输膀胱；水精四布，五经并行，合于四时、五脏、阴阳，揆度以为常也。

若饮食失节，寒温不适，则脾胃乃伤；喜、怒、忧、恐，损耗元气。既脾胃气衰，元气不足，而心火独盛，心火者，阴火也，起于下焦，其系系于心，心不主令，相火代之；相火，下焦包络之火，元气之贼也。火与元气不两立，一胜则一负。脾胃气虚，则下流于肾，阴火得以乘其土位。

故脾证始得，则气高而喘，身热而烦，其脉洪大而头痛，或渴不止，其皮肤不任风寒而生寒热，盖阴火上冲则气高，喘而烦热，为头痛，为渴，而脉洪。脾胃之气下流，使谷气不得升浮，是春生之令不行，则无阳以护其荣卫，则不任风寒，乃生寒热，此皆脾胃之气不足所致也。

然而与外感风寒所得之证颇同而实异。内伤脾胃，乃伤其气；外感风寒，乃伤其形。伤其外为有余，有余者泻之；伤其内为不足，不足者补之。内伤不足之病，苟误认作外感有余之病而反泻之，则虚其虚也。实实虚虚，如此死者，医杀之耳！

然则奈何？惟当以辛甘温之剂，补其中而升其阳，甘寒以泻其火则愈矣。经曰：劳者温之，损者温之。又云：温能除大热，大忌苦寒之药损其脾胃。脾胃之证，始得则热中，今立治始得之证。

补中益气汤

黄芪病甚劳役，热甚者，一钱　甘草以上各五分，炙　人参去芦，三分，有嗽去之。以上三味，除湿热、烦热之圣药也　当归身二分，酒焙干，或日干，以和血脉　橘皮不去白，二分或三分，以导气，又能益元气，得诸甘药乃可，若独用泻脾胃　升麻二分或三分，引胃气上腾而

复其本位，便是行春升之令　柴胡二分或三分，引清气行少阳之气上升

白术三分，除胃中热，利腰脊间血

上件药㕮咀，都作一服，水二盏，煎至一盏，量气弱、气盛临病斟酌水盏大小，去渣，食远稍热服。如伤之重者，不过二服而愈。若病日久者，以权立加减法治之。

如腹中痛者，加白芍药五分、炙甘草三分。

如恶寒冷痛者，加去皮中桂一分或三分，桂心是也。

如恶热喜寒而腹痛者，于已加白芍药二味中，更加生黄芩三分或二分。

如夏月腹痛而不恶热者亦然，治时热也。

如天凉时，恶热而痛，于已加白芍药、甘草、黄芩中，更少加桂。

如天寒时腹痛，去芍药，味酸而寒故也。加益智三分或二分，或加半夏五分、生姜三片。

如头痛，加蔓荆子二分或三分。

如痛甚者，加川芎二分。

如顶痛脑痛，加藁本三分或五分。

如苦痛者，加细辛二分，华阴者。

诸头痛者，并用此四味足矣。

如头上有热，则此不能治，别以清空膏主之。

如脐下痛者，加真熟地黄五分，其痛立止。如不已者，乃大寒也，更加肉桂去皮，二分或三分。《内经》所说少腹痛皆寒证，从复法相报中来也。经云：大胜必大复，从热病中变而作也。非伤寒厥阴之证也。仲景以抵当汤并丸主之，乃血结下焦膀胱也。

如胸中气壅滞，加青皮二分，如气促、少气者去之。

如身有疼痛者，湿；若身重者，亦湿。加去桂五苓散一钱。

如风湿相搏，一身尽痛，加羌活、防风、藁本根以上各五分，升麻、苍术以上各一钱，勿用五苓。所以然者，为风药已能胜湿，故别作一服与之。如病去勿再服，以诸风之药，损人元气而益其病故也。

如大便秘涩，加当归梢一钱，闭涩不行者，煎成正药，先用一口，调玄明粉五分或一钱，得行则止。此痛[①]不宜下，下之恐变凶证也。

如久病痰嗽者去人参，初病者勿去之。冬月或春寒，或秋凉时，各宜加去[②]根节麻黄五分。

如春令大温，只加佛耳草三分、款冬花一分。

如夏月病嗽，加五味子三十二枚、麦门冬去心，二分或三分。

如舌上白滑苔者，是胸中有寒，勿用之。

如夏月不嗽，亦加人参三分或二分，并五味子、麦门冬各等份，救肺受火邪也。

如病人能食而心下痞，加黄连一分或三分，如不能食，心下痞，勿加黄连。

如胁下痛，或胁下急缩，俱加柴胡三分，甚则五分。

上一方加减，是饮食、劳倦、喜怒不节，始病热中，则可用之。若末传为寒中，则不可用也。盖甘酸适足益其病尔，如黄芪、人参、甘草、芍药、五味子之类也。今详《内经》《针经》热中寒中证，列于下。

《调经论》云：血并于阳，气并于阴，乃为炅中。血并于上，气并于下，心烦善怒。又云：其生于阴者，得之饮食居处，

---

① 痛：四库本、东垣十书本作“病”。

② 去：东垣十书本前有“不”字。

阴阳喜怒。又云：有所劳倦，形气衰少，谷气不盛，上焦不行，下脘不通，胃气热，热气熏胸中，故曰内热。阴盛生内寒，厥气上逆，寒气积于胸中而不泻，不泻则温气去，寒独留，寒独留则血凝泣，血凝泣则脉不通，其脉盛大以涩，故曰寒中。

先病热中证者，冲脉之火附二阴之里，传之督脉。督脉者，第二十一椎下长强穴是也，与足太阳膀胱寒气为附经。督脉其盛也，如巨川之水，疾如奔马，其势不可遏。太阳寒气细细如线，逆太阳，寒气上行，冲顶入额，下鼻尖，入手太阳于胸中。手太阳者，丙，热气也。足膀胱者，壬，寒气也。壬能克丙，寒热逆于胸中，故脉盛大。其手太阳小肠热气不能交入膀胱经者，故十二[①]经之盛气积于胸中，故其脉盛大。其膀胱逆行，盛之极，子能令母实。手阳明大肠经，金，即其母也，故燥旺。其燥气挟子之势，故脉涩而大便不通。以此言脉盛大以涩者，手阳明大肠脉也。

《黄帝针经》：胃病者，腹胀，胃脘当心而痛，上支两胁，膈咽不通，饮食不下，取三里以补之。

若见此病中一证，皆大寒，禁用诸甘、酸药，上已明之矣。

脾胃虚弱随时为病随病制方

夫脾胃虚弱，必上焦之气不足，遇夏天气热盛，损伤元气，怠惰嗜卧，四肢不收，精神不足，两脚痿软，遇早晚寒厥，日高之后，阳气将旺，复热如火。乃阴阳气血俱不足，故或热厥而阴虚，或寒厥而气虚，口不知味，目中溜火，而视物𥉂𥉂无

① 二：四库本、东垣十书本作“一”。

所见，小便频数，大便难而结秘，胃脘当心而痛，两胁痛或急缩，脐下周围如绳束之急，甚则如刀刺，腹难舒伸，胸中闭塞，时显呕哕，或有痰嗽，口沃白沫，舌强，腰、背、胛、眼皆痛，头痛时作，食不下，或食入即饱，全不思食，自汗尤[①]甚，若阴气覆在皮毛之上，皆天气之热助本病也，乃庚大肠、辛肺金为热所乘而作。当先助元气，理治庚辛之不足，黄芪人参汤主之。

黄芪人参汤

黄芪一钱，如自汗过多，更加一钱　升麻六分　人参去芦　橘皮不去白　麦门冬去心　苍术无汗更加五分　白术以上各五分　黄柏酒洗，以救水之源　炒曲以上各三分　当归身酒洗　炙甘草以上各二分[②]　五味子九个

上件同㕮咀，都作一服，水二盏，煎至一盏，去渣，稍热服，食远或空心服之。忌酒、湿面、大料物之类及过食冷物。

如心下痞闷，加黄连二分或三分。

如胃脘当心痛，减大寒药，加草豆蔻仁五分。

如胁下痛，或缩急，加柴胡二分或三分。

如头痛，目中溜火，加黄连二分或三分、川芎三分。

如头痛，目不清利，上壅上热，加蔓荆子、川芎以上各三分，藁本、生地黄以上各二[③]分，细辛一分。

如气短，精神如梦寐之间，困乏无力，加五味子九个。

如大便涩滞，隔一二日不见一[④]者，致食少，食不下，血

① 尤：原本无，据诸校本补。
② 分：四库本作“钱”。
③ 二：四库本作“一”。
④ 一：四库本、济生拔粹本无此字。

少，血中伏火而不得润也。加当归身、生地黄、麻子仁泥以上各五分，桃仁三枚，汤泡去皮尖，别研。

如大便通行，所加之药勿再服。

如大便又不快利，勿用别药，少加大黄煨五分。

如不利者，非血结，血秘而不通也。是热则生风，其病人必显风证，单血药不可复加之，只常服黄芪人参汤，药只用羌活、防风以上各五钱，二味㕮咀，以水四盏，煎至一盏，去渣，空心服之，其大便必大走也，一服便止。

如胸中气滞加青皮皮用[①]清香可爱者，一分或二分，并去白橘皮倍之，去其邪气。此病本元气不足，惟当补元气，不当泻之。

如气滞大[②]甚，或补药太过，病人心下有忧滞郁结之事，更加木香、缩砂仁以上各二分或三分，白豆蔻仁二分，与正药同煎。

如腹痛不恶寒者，加白芍药五分、黄芩二分，却减五味子。

夫脾胃虚弱，遇六七月间河涨霖雨，诸物皆润，人汗沾衣，身重短气，甚则四肢痿软，行步不正，脚欹，眼黑欲倒，此肾水与膀胱俱竭之状也，当急救之。滋肺气，以补水之上源；又使庚大肠不受邪热，不令汗大泄也。汗泄甚则亡津液，亡津液则七神无所依。经云：津液相成，神乃自生。津者，庚大肠所主，三伏之义，为庚金受囚也。若亡津液，汗大泄，湿令亢甚，则清肃之气甚，燥金受囚，风木无可以制。故风湿相搏，骨节烦疼，一身尽痛，亢则害承乃制是也。

孙思邈云：五月常服五味子，是泻内[③]火，补庚大肠，益

① 用：四库本、济生拔粹本作“薄”字。

② 大：四库本作“太”。

③ 内：诸校本皆作“丙”。

五脏之元气。壬膀胱之寒已绝于巳，癸肾水已绝[1]于午，今更逢湿旺，助热为邪，西方、北方之寒清绝矣。圣人立法，夏月宜补者，补天元之真气，非补热火也，令人夏食寒是也。为热伤元气，以人参、麦门冬、五味子生脉。脉者，元气也；人参之甘，补元气、泻热火也；麦门冬之苦寒，补水之源而清肃燥金也；五味子之酸以泻火，补庚大肠与肺金也。

当此之时，无病之人，亦或有二证：

或避暑热，纳凉于深堂大厦得之者，名曰中暑。其病必头痛恶寒，身形拘急，肢节疼痛而烦心，肌肤大热无汗，为房屋之阴寒所遏，使周身阳气不得伸越，世多以大顺散主之是也。

若行人或农夫，于日中劳役得之者，名曰中热。其病必苦头痛，发燥热，恶热，扪之肌肤大热，必大渴引饮，汗大泄，无气以动，乃为天热外伤肺气，苍术白虎汤主之。

洁古云：动而得之为中热，静而得之为中暑。中暑者阴证，当发散也；中热者阳证，为热伤元气，非形体受病也。

若虚损脾胃，有宿疾之人，遇此天暑，将理失所，违时伐化，必困乏无力，懒语气短，气弱气促，似喘非喘，骨乏无力，其形如梦寐，朦朦如烟雾中，不知身所有也，必大汗泄。

若风犯汗眼、皮肤，必搐项筋，皮枯毛焦，身体皆重，肢节时有烦疼，或一身尽痛，或渴或不渴，或小便黄涩，此风湿相搏也。

头痛或头重，上热壅盛，口鼻气短，气促，身心烦乱，有不乐[2]生之意，情思惨凄，此阴盛阳之极也。

病甚则传肾肝为痿厥。厥者，四肢如在火中为热厥，四肢

① 绝：原本无，据诸校本补。

② 乐：四库本、济生拔粹本无此字。

寒冷者为寒厥。寒厥则腹中有寒，热厥则腹中有热，为脾主四肢故也。

若肌肉濡溃，痹而不仁，传为肉痿证。证中皆有肺疾，用药之人当以此调之。

气上冲胸，皆厥证也。痿者，四肢痿软而无力也，其心烦冤不止。厥者，气逆也，甚则大逆，故曰厥逆。其厥、痿多相须也。

于前已立黄芪人参五味子麦门冬汤中，每服加白茯苓二分，泽泻四分，猪苓、白术以上各一分。

如小便快利不黄涩者，只加泽泻二分，与二术上下分消其湿。

如行步不正，脚膝痿弱，两足攲侧者，已中痿邪，加酒洗黄柏、知母三分或五分，令二足涌出气力矣。

如汗大泄者，津脱也，急止之，加五味子六枚、炒黄柏五分、炒知母三分，不令妨其食，当以意斟酌。若妨食则止，候食进，则再服。三里、气街，以三棱针出血。若汗不减不止者，于三里穴下三寸上廉穴出血。禁酒、湿面。

夫痿者，湿热乘肾肝也，当急去之。不然，则下焦元气竭尽而成软瘫，必腰下不能动，心烦冤而不止也。若身重减，气不短，小便如常，及湿热之令退时，或所增之病气退者，不用五味子、泽泻、茯苓、猪苓、黄柏、知母、苍术、白术之药，只依本病中证候加减；常服药亦须用酒黄柏二分或三分。如更时令，清燥之气大行，却加辛温泻之。若湿气胜，风证不退，眩运、麻木不已，除风湿羌活汤主之。

除风湿羌活汤

羌活一两　防风去芦　苍术酒浸，去皮　黄芪以上各一钱　升

麻七分　炙甘草　独活　柴胡以上各五分　川芎去头痛　黄柏　橘皮　藁本以上各三[①]分　泽泻去须，一分　猪苓去黑皮　茯苓以上各二分　黄连去须，一分

上㕮咀，每服称三钱或五钱，水二盏，煎至一盏，去渣，稍热服，量虚实施用。如有不尽证候，依加减法用之。

夫脉弦、洪、缓，而沉按之中、之下得时一涩，其证四肢满闷[②]，肢节烦疼，难以屈伸，身体沉重，烦心不安，忽肥忽瘦，四肢懒倦，口失滋味，腹难舒伸，大小便清利而数，或上饮下便，或大便涩滞不行，一二日一见，夏月飧泄，米谷不化，或便后见血、见白脓，胸满短气，膈咽不通，或痰嗽稠黏，口中沃沫，食入反出，耳鸣耳聋，目中流火，视物昏花，胬肉红丝，热壅头目，不得安卧，嗜卧无力，不思饮食，调中益气汤主之。

调中益气汤

黄芪一钱　人参去芦头，有嗽者去之　甘草　苍术以上各五分　柴胡一味为上气不足，胃气与脾气下溜，乃补上气，从阴引阳也　橘皮如腹中气不得运转，更加一分[③]　升麻以上各二分　木香一分或二分

上件锉麻豆大，都作一服，水二大盏，煎至一盏，去渣，带热，宿食消尽服之。宁心绝思，药必神效。盖病在四肢、血脉，空腹在旦是也。

如时显热躁，是下元阴火蒸蒸发也，加真生地黄二分、黄柏三分，无此证则去之。

如大便虚坐不得，或大便了而不了，腹中常逼迫，血虚血

---

① 三：四库本作“二”。

② 闷：四库本、济生拔粹本作“闭”。

③ 分：原本作“钱”，据诸校本改。

涩也，加当归身三分。

如身体沉重，虽小便数多，亦加茯苓二分、苍术一钱、泽泻五分、黄柏三分，暂时从权而祛湿也，不可常用，兼足太阴已病，其脉亦络于心中，故显湿热相合而烦乱。

如胃气不和，加汤洗半夏五分、生姜三片，有嗽加生姜、生地黄二分，以制半夏之毒。

如痰厥头痛，非半夏不能除，此足太阴脾所作也。

如兼躁热，加黄柏、生地黄以上各二分。

如无以上证，只服前药。

上件锉如麻豆，都作一服，水一大盏，去渣，带热食远服之。

如夏月，须加白芍药三分。

如春月，腹中痛，尤宜加。

如恶热而渴，或腹痛者，更加芍药五分、生黄芩二分。

如恶寒，腹中痛，加中桂三分，去黄芩，谓之桂枝芍药汤，亦于芍药汤中加之同煎。

如冬月腹痛，不可用芍药，盖大寒之药也，只加干姜二分，或加半夏五七分，以生姜少许制。

如秋冬之月，胃脉四道为冲脉所逆，并胁下少阳脉二道而反上行，病名曰厥逆。《内经》曰：逆气上行，满脉去形。明七神昏绝，离去其形而死矣。其证气上冲咽不得息，而喘息有音不得卧，加吴茱萸五分或一钱五分，汤洗去苦，观厥气多少而用之。

如夏月有此证，为大热也。盖此病随四时为寒、热、温、凉也，宜以酒黄连、酒黄柏、酒知母各等[①]份，为细末，热汤为

① 等：四库本作“七”。

丸，梧桐子大，每服二百丸，白汤送下，空心服。仍多饮热汤，服毕少时，便以美饮食压之，使不令胃中留停，直至下元，以泻冲脉之邪也。大抵治饮食、劳倦所得之病，乃虚劳七损证也，当用温平，甘多辛少之药治之，是其本法也。

如时上见寒热，病四时也，又或将理不如法，或酒食过多，或辛热之食作病，或寒冷之食作病，或居大寒大热之处，益有病，当临时制宜，暂用大寒大热治法而取效，此从权也。不可以得效之故而久用之，必致难治矣。

《黄帝针经》云：从下上者，引而去之。上气不足，推而扬之。盖上气者，心肺上焦之气。阳病在阴，从阴引阳，宜以入肾肝下焦之药，引甘多辛少之药，使升发脾胃之气，又从而去其邪气于腠理皮毛也。又云：视前痛者，常先取之。是先以缪刺泻其经络之壅者，为血凝而不流，故先去之，而后治他病。

长夏湿热胃困尤甚用清暑益气汤论

《刺志论》云：气虚身热，得之伤暑，热伤气故也。《痿论》云：有所远行劳倦，逢大热而渴，渴则阳气内伐，内伐则热舍于肾。肾者水脏也，今水不能胜火，则骨枯而髓虚，足不任身，发为骨痿。故《下经》曰：骨痿者，生于大热也。此湿热成痿，令人骨乏无力，故治痿独取于阳明。

时当长夏，湿热大胜，蒸蒸而炽，人感之多四肢困倦，精神短少，懒于动作，胸满气促，肢节沉疼，或气高而喘，身热而烦，心下膨痞，小便黄而数，大便溏而频，或痢出黄如糜，或如泔色，或渴或不渴，不思饮食，自汗体重。或汗少者，血先病而气不病也，其脉中得洪缓。若血[①]气相搏，必加之以迟。病虽互换少瘥，其天暑湿令则一也。宜以清燥之剂治之。

《内经》曰：阳气者，卫外而为固也。炅则气泄。今暑邪干卫，故身热自汗，以黄芪甘温补之为君；人参、橘皮、当归、甘草甘微温，补中益气为臣；苍术、白术、泽泻渗利而除湿；升麻、葛根甘苦平，善解肌热，又以风胜湿也。湿胜则食不消而作痞满，故炒曲甘辛，青皮辛温，消食快气。肾恶燥，急食辛以润之，故以黄柏苦辛寒，借甘味泄热补水，虚者滋其化源，以人参、五味子、麦门冬酸甘微寒，救天暑之伤于庚金为佐，名曰清暑益气汤。

清暑益气汤

黄芪汗少[②]减五分　苍术泔浸，去皮　升麻以上各一钱　人参去芦　泽泻　神曲炒黄　橘皮　白术以上各五分　麦门冬去心　当归身　炙甘草以上各三分　青皮去白，二分半　黄柏酒洗，去皮，二分或三分　葛根二分　五味子九枚

上件同㕮咀，都作一服，水二大盏，煎至一盏，去渣大温服，食远。剂之多少，临病斟酌。

此病皆由饮食劳倦，损其脾胃，乘天暑而病作也。但药中犯泽泻、猪苓、茯苓、灯心、通草、木通淡渗利小便之类，皆从时令之旺气，以泻脾胃之客邪，而补金水之不及[③]也。此正方已是从权而立之。若于无时病湿热脾旺之证，或小便已数，肾肝不受邪者误用之，必大泻真阴，竭绝肾水，先损其两目也。复立变证加减法于后。

---

① 血：诸校本皆作“湿”。

② 少：四库本作“加”。

③ 及：四库本作“足”。

心火乘脾，乃血受火邪，而不能升发，阳气伏于地中，地者人之脾也，必用当归和血，少用黄柏以益真阴。

脾胃不足之证，须少用升麻，乃足阳明太阴引经之药也。使行阳道，自脾胃中右迁，少阳行春令，生万化[①]之根蒂也。更少加柴胡，使诸经右迁，生发阴阳之气，以滋春之和气也。

脾虚，缘心火亢甚而乘其土也。其次，肺气受邪，为热所伤，必须用黄芪最多，甘草次之，人参又次之，三者皆甘温之阳药也。脾始虚，肺气先绝，故用黄芪之甘温，以益皮毛之气而闭腠理，不令自汗而损其元气也；上喘、气短、懒语，须用人参以补之；心火乘脾，须用炙甘草以泻火热，而补脾胃中元气，甘草最少，恐资满也。若脾胃之急痛，并脾胃太[②]虚，腹中急缩，腹皮急缩者，却宜多用之。经云：急者缓之。若从权，必加升麻以引[③]之，恐左迁之邪坚盛，卒不肯退，反致项上及臀尻肉消而反行阴道，故使引之以行阳道，使清[④]气之出地，右迁而上行，以和阴阳之气也。若中满者，去甘草；咳甚者，去人参；如口干、嗌干者，加干葛。

脾胃既虚，不能升浮，为阴火伤其生发之气，荣血大亏，荣气伏于地中，阴火炽盛，日渐煎熬，血气亏少，且心包与心主血，血减则心无所养，致使心乱而烦，病名曰悗。悗者，心惑而烦闷不安也。是清气不升，浊气不降，清浊相干，乱于胸中，使周身气血逆行而乱。《内经》云：从下上者，引而去之。故当加辛温、甘温之剂生阳，阳生则阴长，已有甘温三味之论。

---

① 化：四库本作“物”。
② 太：诸校本皆作“大”。
③ 引：四库本作“缓”。
④ 清：四库本作“精”。

或曰：甘温何能生血，又非血药也。曰：仲景之法，血虚以人参补之，阳旺则能生阴血也，更加当归和血，又宜少加黄柏以救肾水。盖甘寒泻热火，火减则心气得平而安也。如烦乱犹不能止，少加黄连以去之，盖将补肾水，使肾水旺而心火自降，扶持地中阳气矣。

如气浮心乱，则以朱砂安神丸镇固之，得烦减，勿再服，以防泻阳气之反陷也。如心下痞，亦少加黄连。气乱于胸，为清浊相干，故以橘皮理之，又能助阳气之升而散滞气，又助诸甘辛为用也。

长夏湿土客邪大旺，可从权加苍术、白术、泽泻，上下分消其湿热之气也。湿气大胜，主食不消化，故食减，不知谷味，加炒曲以消之。复加五味子、麦门冬、人参泻火，益肺气，助秋损也。此三伏中长夏正旺之时药也。

随时加减用药法

浊气在阳，乱于胸中，则䐜满闭塞，大便不通。夏月宜少加酒洗黄柏大苦寒之味，冬月宜加吴茱萸大辛苦热之药以从权，乃随时用药[①]，以泄浊气之下降也。借用大寒之气于甘味中，故曰甘寒泻热火也，亦须用发散寒气辛温之剂多，黄柏少也。

清气在阴者，乃人之脾胃气衰，不能升发阳气，故用升麻、柴胡助辛甘之味，以引元气之升，不令飧泄也。

堵塞咽喉，阳气不得出者曰塞；阴气不得下降者曰噎。夫噎塞，迎逆于咽喉胸膈之间，令诸经不行，则口开、目瞪、气

① 药：四库本、济生拔粹本作“气”。

欲绝，当先用辛甘气味俱阳之药，引胃气以治其本，加堵塞之药以泻其标也。寒月阴气大助阴邪于外，于正药内加吴茱萸大热大辛苦之味，以泻阴寒之气。暑月阳盛，则于正药中加青皮、陈皮、益智、黄柏，散寒气，泻阴火之上逆；或以消痞丸合滋肾丸，滋肾丸者，黄柏、知母，微加肉桂，三味是也；或更以黄连别作丸；二药七八十丸，空心约宿食消尽服之。待少时，以美食压之，不令胃中停留也。

如食少不饥，加炒曲。

如食已心下痞，别服橘皮枳术丸。

如脉弦，四肢满闭，便难而心下痞，加甘草、黄连、柴胡。如腹中气上逆者，是冲脉逆也，加黄柏三分、黄连一分半以泄之。

如大便秘燥，心下痞，加黄连、桃仁，少加大黄、当归身。

如心下痞夯闷者，加白芍药、黄连。

如心下痞腹胀，加五味子、白芍药、缩砂仁。

如天寒，少加干姜或中桂。

如心下痞中寒者，加附子、黄连。

如心下痞呕逆者，加黄连、生姜、橘皮。

如冬月不[①]加黄连，少入丁香、藿香叶。

如口干、嗌干，加五味子、干葛。

如胁下急或痛甚，俱加柴胡、甘草。

如胸中满闷郁郁然，加橘红、青皮、木香少许。

如头痛有痰，沉重懒倦者，乃太阴痰厥头痛，加半夏五分、生姜二分或三分。

---

① 不：四库本、东垣十书本无此字。

如腹中或周身间有刺痛，皆血涩不足，加当归身。

如哕，加五味子多，益智少。

如食不下，乃胸中胃上有寒，或气涩滞，加青皮、陈皮、木香，此三味为定法。

如冬天，加益智仁、草豆蔻仁。

如夏月少用，更加黄连。

如秋月气涩滞，食不下，更加槟榔、草豆蔻仁、缩砂仁，或少加①白豆蔻仁。

如三春之月食不下，亦用青皮少、陈皮多，更加风药以退其寒覆其上。

如初春犹寒，更少加辛热，以补春气之不足，以为风药之佐，益智、草豆蔻皆可也。

如脉弦者，见风动之证，以风药通之。

如脉涩觉气涩滞者，加当归身、天门冬、木香、青皮、陈皮；有寒者，加桂枝、黄芪。

如胸中窒塞，或气闭闷乱者，肺气涩滞而不行，宜破滞气，青皮、陈皮，少加木香、槟榔。

如冬月，加吴茱萸、人参。或胸中窒塞、闭闷不通者，为外寒所遏，使呼出之气不得伸故也。必寸口脉弦，或微紧，乃胸中大寒也，若加之以舌上有白苔滑者，乃丹田有热，胸中有寒明矣。丹田有热者，必尻臀冷，前阴间冷汗，两丸冷，是邪气乘其本而正气走于经脉②中也，遇寒则必作阴阴而痛，以此辨丹田中伏火也，加黄柏、生地黄，勿误作寒证治之。

如秋冬天气寒凉而腹痛者，加半夏，或益智，或草豆蔻

---

① 少加：四库本无此二字。

② 脉：四库本作“络”。

之类。

如发热，或扪之而肌表热者，此表证也，只[①]服补中益气汤一二服，亦能得微汗，则凉矣。

如脚膝痿软，行步乏力，或疼痛，乃肾肝中伏湿热，少加黄柏，空心服之；不愈，更增黄柏，加汉防己五分，则脚膝中气力如故也。

如多唾，或唾白沫者，胃口上停寒也，加益智仁。

如少气不足以息者，服正药二三服，气犹短促者，为膈上及表间有寒所遏，当引阳气上伸[②]，加羌活、独活，藁本最少，升麻多，柴胡次之，黄芪加倍。

肠澼下血论

《太阴阳明论》云：食饮不节，起居不时者阴受之，阴受之则入五脏，入五脏则䐜满闭塞，下为飧泄，久为肠澼。夫肠澼者，为水谷与血另作一派，如泧桶涌出也。今时值长夏，湿热大盛，正当客气胜而主气弱也，故肠澼之病甚，以凉血地黄汤主之。

凉血地黄汤

黄柏去皮，锉，炒　知母锉，炒，以上各一钱　青皮不去皮穰　槐子炒　熟地黄　当归以上各五分

上件㕮咀，都作一服，用水一盏，煎至七分，去渣，温服。

如小便涩，脐下闷，或大便则后[③]重，调木香、槟榔细末各五分，稍热服，空心或食前。

---

① 只：四库本作“可”。

② 伸：四库本作“升”。

③ 后：四库本作“复”。

如里急后重，又不去者，当下之。

如有传变，随证加减。

如腹中动摇有水声，而小便不调者，停饮也，诊显何脏之脉，以去水饮药泻之。假令脉洪大，用泻火利小便药之类是也。

如胃虚不能食，而大渴不止者，不可用淡渗之药止之，乃胃中元气少故也，与七味白术散补之。

如发热、恶热、烦躁、大渴不止，肌热不欲近衣，其脉洪大，按之无力者，或兼目痛、鼻干者，非白虎汤证也。此血虚发躁，当以黄芪一两、当归身二钱，㕮咀，水煎服。

如大便闭塞，或里急后重，数至圊而不能便，或少有白脓，或少有血，慎勿利之，利之则必至[1]病重，反郁结而不通也。以升阳除湿防风汤，举其阳则阴气自降矣。

升阳除湿防风汤

苍术泔浸，去皮，净，四两　防风二钱　白术　白茯苓　白芍药以上各一钱

上件㕮咀，除苍术另作片子，水一碗半，煮至二大盏，纳诸药，同煎至一大盏，去渣，稍热服，空心食前。

如此证飧泄不禁，以此药导其湿。如飧泄及泄不止，以风药升阳。苍术益胃去湿，脉实、䐜胀、闭塞不通，从权以苦多甘少药泄之。如得通，复以升阳汤助其阳，或便以升阳汤中加下泄药。

脾胃虚不可妄用吐药论

《六元正纪大论》云，木郁则达之者，盖本性当动荡轩举，是

① 至：四库本作“致”。

其本体。今乃郁于地中无所施为，即是风失其性。人身有木郁之证者，当开通之，乃可用吐法以助风木，是木郁则达之之义也。

又说，木郁达之者，盖谓木初失其性郁于地中，今既开发行于天上，是发而不郁也，是木复其性也，有余也，有余则兼其所胜，脾土受邪，见之于“木郁达之”条下，不止此一验也。又厥阴司天，亦风木旺也，厥阴之胜，亦风木旺也。俱是脾胃受邪，见于上条，其说一同。

或者不悟“木郁达之”四字之义，反作“木郁治之”，重实其实，脾胃又受木制，又复其木，正谓补有余而损不足也。既脾胃之气先已不有足，岂不因此而重绝乎？

再明胸中窒塞当吐，气口三倍大于人迎，是食伤太阴。上部有脉，下部无脉，其人当吐，不吐则死。以其下部无脉，知其木郁在下也。塞道不行，而肝气下绝矣。兼肺金主塞而不降，为物所隔，金能克木，肝木受邪，食塞胸咽，故曰：在上者因而越之。

仲景云：实烦以瓜蒂散吐之。如经汗下，谓之虚烦，又名懊侬，烦躁不得眠，知其木郁也，以栀子豉汤吐之。昧者，将膈咽不通，上支两胁，腹胀胃虚不足，乃浊气在上，则生䐜胀之病吐之。况胃虚必怒，风木已来乘陵胃中，《内经》以铁落镇坠之，岂可反吐，助其风木之邪？不主[①]吐而吐，其差舛如天地之悬隔。大抵胸中窒息烦闷不止者，宜吐之耳。

安养心神调治脾胃论

《灵兰秘典论》云：心者君主之官，神明出焉。凡怒、忿、

① 主：四库本作“宜”。

悲、思、恐惧，皆损元气。夫阴火之炽盛，由心生凝滞，七情不安故也。心脉者神之舍，心君不宁，化而为火，火者七神之贼也。故曰火阴[①]太盛，经营之气不能颐养于神，乃脉病也。神无所养，津液不行，不能生血脉也。心之神，真气之别名也。得血则生，血生则脉旺。脉者神之舍，若心生凝滞，七神[②]离形，而脉中唯有火矣。

善治斯疾者，惟在调和脾胃，使心无凝滞，或生欢欣，或逢喜事，或天气暄和，居温和之处，或食滋味，或眼前见欲爱事，则慧然如无病矣。盖胃中元气得舒伸故也。

凡治病当问其所便

《黄帝针经》云：中热消瘅则便寒，寒中之属则便热。胃中热则消谷，令人悬心善饥，脐以上皮热。肠中热则出黄如糜，脐以下皮寒。胃中寒则腹胀，肠中寒则肠鸣飧泄。

一说，肠中寒则食已窘迫，肠鸣切痛，大便色白。肠中寒，胃中热，则疾饥，小腹[③]痛胀。肠中热，胃中寒，则胀而且泄。非独肠中热则泄，胃中寒传化亦泄。

胃欲热饮，肠欲寒饮，虽好恶不同，春夏先治标，秋冬先治本。衣服寒无凄怆，暑无出汗，热无灼灼，寒无凄凄，寒温中适，故气将持，乃不致邪僻也。

此规矩法度，乃常道也，正理也，揆度也，当临事制宜，以反常合变也。

---

① 火阴：四库本作“阴火”。

② 神：四库本作“情”。

③ 腹：四库本作“便”。

胃气下溜五脏气皆乱其为病互相出见论

黄帝曰：何谓逆而乱？岐伯曰：清气在阴，浊气在阳，荣气顺脉，卫气逆行，清浊相干，乱于胸中，是为大悗。故气乱于心，则烦心密嘿，俯首静伏；乱于肺，则俯仰喘喝，按手以呼；乱于肠胃，则为霍乱；乱于臂胫，则为四厥；乱于头，则为厥逆，头重眩仆。

大法云：从下上者引而去之。又法云：在经者宜发之。

黄帝曰：五乱者，刺之有道乎？岐伯曰：有道以来，有道以去，审知其道，是为身宝。黄帝曰：愿闻其道。岐伯曰：气在于心者，取之手少阴心主之输神门、大陵。

滋以化源，补以甘温，泻以甘寒，以酸收之，以小苦通之，以微苦辛甘轻剂，同精导气，使复其本位。

气在于肺者，取之手太阴荥、足少阴输鱼际并太渊输。

太阴以苦甘寒，乃乱于胸中之气，以分化之味去之。若成痿者，以导湿热。若善多涕，从权治之辛热，仍引胃气前出阳道，不令湿土克肾，其穴在太溪。

气在于肠胃者，取之足太阴、阳明，不下者取之三里章门、中脘、三里。

因足太阴虚者，于募穴中导引之于血中。有一说，腑俞，去腑病也。胃虚而致太阴无所禀者，于足阳明胃之募穴中引导之。如气逆上而霍乱者，取三里，气下乃止，不下复始。

气在于头，取之天柱、大杼，不知，取足太阳荥、输通谷深、束谷深。

先取天柱、大杼，不补不泻，以导气而已。取足太阳膀胱经中，不补不泻，深取通谷、束骨。丁心火，己脾土，穴中以引导去之。如用药于太阳引经药中，少加苦寒甘寒以导去之，清凉为之辅佐及使。

气在于臂足，取之先去血脉，后取其阳明、少阳之荥、输二间、三间深取之，内庭、陷谷深取之。

视其足、臂之血络尽取之，后治其痿厥，皆不补不泻，从阴深取，引而[①]上之。上之者，出也，去也。皆阴火有余，阳气不足，伏匿于地中者。血，荣也，当从阴引阳，先于地中升举阳气，次泻阴火，乃导气同精之法。

黄帝曰：补泻奈何？岐伯曰：徐入徐出谓之导气，补泻无形谓之同精，是非有余不足也，乱气之相逆也。帝曰：允乎哉道，明乎哉论，请著之玉版，命曰治乱也。

阴病治阳阳病治阴

《阴阳应象论》云：审其阴阳，以别柔刚，阳病治阴，阴病治阳，定其血气，各守其乡。血实宜决之，气虚宜掣引之。

夫阴病在阳者，是天外风寒之邪乘中而外入，在人之背上腑俞、脏俞。是人受天外客邪，亦有二说：

中于阳则流于经，此病始于外寒，终归外热。故以治风寒之邪，治其各脏之俞，非止风寒而已。六淫湿、暑、燥、火，皆五脏所受，乃筋、骨、血、脉受邪，各有背上五脏俞以除之。伤寒一说从仲景。

中[②]风者，有风论；中暑者，治在背上小肠俞；中湿者，

---

① 引而：原本作“而引”，据诸校本改。

② 中：原本其后有“入”字，东垣十书本其后有“八”字，据四库本删。

治在胃俞；中燥者，治在大肠俞；此皆六淫客邪有余之病，皆泻在背之腑俞。若病久传变，有虚有实，各随病之传变，补泻不定，只治在背腑俞。

另有上热下寒。经曰：阴病在阳，当从阳引阴，必须先去络脉经隧之血。若阴中火旺，上腾于天，致六阳反不衰而上充者，先去五脏之血络，引而下行。天气降下，则下寒之病自去矣，慎勿独泻其六阳。此病阳亢，乃阴火之邪滋之，只去阴火，只损血络经隧之邪，勿误也。

阳病在阴者，病从阴引阳，是水谷之寒热，感则害人六腑。又曰：饮食失节，及劳役形质，阴火乘于坤土之中，致谷气、荣气、清气、胃气、元气不得上升滋于六腑之阳气，是五阳之气先绝于外，外者天也，下流伏于坤土阴火之中，皆先由喜、怒、悲、忧、恐为五贼所伤，而后胃气不行，劳役、饮食不节继之，则元气乃伤。当从胃合三里穴中推而扬之，以伸元气。故曰从阴引阳。

若元气愈不足，治在腹上诸腑之募穴。若传在五脏，为九窍不通，随各窍之病治其各脏之募穴于腹。故曰五脏不平，乃六腑元气闭塞之所生也。又曰，五脏不和，九窍不通，皆阳气不足，阴气有余，故曰阳不胜其阴。凡治腹之募，皆为元气不足，从阴引阳勿误也。

若错补四末之腧，错泻四末之余，错泻者，差尤甚矣。按岐伯所说，况取穴于天上，天上者，人之背上五脏六腑之腧，岂有生者乎？兴言及此，寒心彻骨。若六淫客邪及上热下寒，筋、骨、皮、肉、血、脉之病，错取穴于胃之合及诸腹之募者必危。亦岐伯之言，下工岂可不慎哉？

三焦元气衰旺

《黄帝针经》云：上气不足，脑为之不满，耳为之苦鸣，头为之倾，目为之瞑。中气不足，溲便为之变，肠为之苦鸣。下气不足，则为痿厥心悗[1]。补足外踝下留之。

此三元真气衰惫，皆由脾胃先虚，而气不上行之所致也。加之喜、怒、悲、忧、恐，危亡速矣。

---

① 悗：原本作“悦”，据四库本、东垣十书本改。

卷　下

大肠小肠五脏皆属于胃胃虚则俱病论

《黄帝针经》云：手阳明大肠、手太阳小肠，皆属足阳明胃。小肠之穴在巨虚下廉，大肠之穴在巨虚上廉，此二穴皆在足阳明胃三里穴下也。大肠主津，小肠主液，大肠、小肠受胃之荣气，乃能行津液于上焦，溉灌皮毛，充实腠理，若饮食不节，胃气不及，大肠、小肠无所禀受，故津液涸竭焉。《内经》云：耳鸣、耳聋、九窍不利，肠胃之所生也。此胃弱不能滋养手太阳小肠、手阳明大肠，故有此证。然亦只从胃弱而得之，故圣人混言肠胃之所生也。

或曰：子谓混言肠胃所生亦有据乎？予应之曰：《玉机真脏论》云：脾不及，令人九窍不通，谓脾为死阴，受胃之阳气，能上升水谷之气于肺，上充皮毛，散入四脏。今脾无所禀，不能行气于脏腑，故有此证。此则脾虚九窍不通之谓也。虽言脾虚，亦胃之不足所致耳。此不言脾，不言肠胃，而言五脏者又何也？予谓：此说与上二说无以异也。盖谓脾不受胃之禀命，致五脏所主九窍不能上通天气，皆闭塞不利也，故以五脏言之。此三者，只是胃虚所致耳。然亦何止于此，胃虚则五脏、六腑、十二经、十五络、四肢[1]皆不得营运之气，而百病生焉，岂一端能尽之乎？

脾胃虚则九窍不通论

真气又名元气，乃先身生之精气也，非胃气不能滋之。胃气者，谷气也，荣气也，运气也，生气也，清气也，卫气也，阳气也；又天气、人气、地气，乃三焦之气，分而言之则异，其实一也，不当作异名异论而观之。

饮食劳役所伤，自汗小便数，阴火乘土位，清气不生，阳道不行，乃阴血伏火，况阳明胃土右燥左热[2]，故化燥火而津液不能停，且小便与汗皆亡津液，津液至中宫变化为血也。脉者血之腑也，血亡则七神何依？百脉皆从此中变来也。人之百病莫大于中风，有汗则风邪客之，无汗则阳气固密，腠理闭拒，诸邪不能伤也。

或曰：经言阳不胜其阴，则五脏气争，九窍不通。又脾不及，则令人九窍不通，名曰重强。又五脏不和[3]，则九窍不通。又头痛、耳鸣，九窍不通利，肠胃之所生也。请析而解之。答曰：夫脾者阴土也，至阴之气主静而不动；胃者阳土也，主动而不息。阳气在于地下，乃能生化万物。故五运在上，六气在下，其脾长一尺掩太仓，太仓者胃之上口也。脾受胃禀，乃能熏蒸腐熟五谷者也。胃者十二经之源，水谷之海也，平则万化安，病则万化危。五脏之气上通九窍，五脏禀受气于六腑，六

---

① 肢：四库本作“时”。

② 右燥左热：四库本作“有燥有热”。

③ 和：四库本作“利”。

腑受气于胃。六腑者，在天为风、寒、暑、湿、燥、火，此无形之气也。胃气和平，荣气上升，始生温热。温热者，春夏也，行阳二十五度。六阳升散之极，下而生阴，阴降则下行为秋冬，行阴道为寒凉也。胃既受病不能滋养，故六腑之气已绝，致肠道不行，阴火上行，五脏之气各受一腑之化，乃能滋养皮肤、血脉、筋骨。故言五脏之气已绝于外，是六腑生气先绝，五脏无所禀受而气后绝矣。

肺本收下，又主五气，气绝则下流，与脾土叠于下焦，故曰重强。胃气既病则下溜，经云湿从下受之，脾为至阴，本乎地也。有形之土，下填九窍之源，使不能上通于天，故曰五脏不和，则九窍不通。胃者行清气而上，即地之阳气也。积阳成天，曰清阳出上窍；曰清阳实四肢；曰清阳发腠理者也。脾胃既为阴火所乘，谷气闭塞而下流，即清气不升，九窍为之不利，胃之一腑病，则十二经元气皆不足也。气少则津液不行，津液不行则血亏，故筋、骨、皮、肉、血、脉皆弱，是气血俱羸弱矣。劳役动作，饮食饥饱，可不慎乎？凡有此病者，虽不变易他疾，已损其天年，更加之针灸用药差误，欲不夭枉得乎？

胃虚脏腑经络皆无所受气而俱病论

夫脾胃虚，则湿土之气溜于脐下，肾与膀胱受邪，膀胱主寒，肾为阴火，二者俱弱，润泽之气不行。大肠者庚也，燥气也，主津；小肠者丙也，热气也，主液。此皆属胃，胃虚则无所受气而亦虚，津液不濡，睡觉口燥、咽干而皮毛不泽也。甲胆风也，温也，主生化周身之血气；丙小肠热也，主长养周身之阳气，亦皆禀气于胃，则能浮散也，升发也。胃虚则胆及小肠温热生长之气俱不足，伏留于有形血脉之中，为热病，为中风，其为病不可胜纪。青、赤、黄、白、黑五腑皆滞。三焦者乃下焦元气生发之根蒂，为火乘之，是六腑之气俱衰也。

腑者府库之府，包舍[①]五脏，及形质之物而藏焉。且六腑之气外无所主，内有所受，感天[②]之风气而生甲胆，感暑气而生丙小肠，感湿化而生戊胃，感燥气而生庚大肠，感寒气而生壬膀胱，感天一之气而生三焦，此实父气无形也。风、寒、暑、湿、燥、火，乃温、热、寒、凉之别称也，行阳二十五度，右迁而升浮降沉之化也，其虚也，皆由脾胃之弱。

以五脏论之，心火亢甚，乘其脾土曰热中，脉洪大而烦闷。《难经》云：脾病当脐有动气，按之牢若痛，动气筑筑然坚牢，如有积而硬，若似痛也，甚则亦大痛，有是则脾虚病也，无则非也。更有一辨，食入则困倦，精神昏冒而欲睡者，脾亏弱也。且心火大盛，左迁入于肝木之分，风湿相搏，一身尽痛，其脉洪大而弦，时缓，或为眩运战摇，或为麻木不仁，此皆风也。脾病体重节痛，为痛痹，为寒痹，为诸湿痹，为痿软失力，为大疸大痈，若以辛热助邪，则为热病，为中风，其变不可胜纪。

木旺运行北[③]越，左迁入地，助其肾水，水得子助，入脾为痰涎，自入为唾，入肝为泪，入肺为涕，乘肝木而反克脾土明矣。当先于阴分补其阳气升腾，行其阳道而走空窍，次加寒水之药降其阴火，黄柏、黄连之类是也。先补其阳，后泻其阴，脾胃俱旺而复于中焦之本位，则阴阳气平矣。

---

① 舍：四库本、东垣十书本作“含”。

② 天：四库本其后有“地”字。

③ 北：四库本作“此”。

火曰炎上，水曰润下，今言肾主五液，上至头出于空窍，俱作泣、涕、汗、涎、唾者何也？曰病痫者涎沫出于口，冷汗出于身，清涕出于鼻，皆阳跷、阴跷、督、冲四脉之邪上行，肾水不任煎熬，沸腾上行为之也。此奇邪为病，不系五行阴阳十二经所拘，当从督、冲、二跷、四穴中奇邪之法治之。

无禀受则四脏及经络皆病焉。盖脾土无阳乃死，于经脉皮毛为使，建中之名于此见焉。病有缓急、收散、升降、浮沉、涩滑之类非一，从权立法于后。如皮毛肌肉之不伸，无大热，不能食而渴者，加葛根五钱；燥热及胃气上冲，为冲脉所逆，或作逆气而里急者，加炒黄柏、知母；如觉胸中热而不渴，加炒黄芩；如胸中结滞气涩或有热者，亦各加之；如食少而小便少者，津液不足也，勿利之，益气补胃自行矣。气弱气短者，加人参，只升阳之剂助阳，尤胜加人参；如恶热发热而燥渴，脉洪大，白虎汤主之，或喘者加人参；如渴不止，寒水石、石膏各等份，少少与之，即钱氏方中甘露饮，主身大热而小便数，或上饮下溲，此燥热也，气燥加白葵花，血燥加赤葵花；如脉弦只加风药，不可用五苓散；如小便行病增者，此内燥津液不能停，当致津液，加炒黄柏、赤葵花；如心下痞闷者，加黄连一、黄芩三，减诸甘药；如不能食心下软而痞者，甘草泻心汤则愈。

五脏外有所主，内无所受，谓[①]外主皮毛、血脉、肌肉、筋骨及各空窍是也。若胃气一虚[②]无所禀受，则四脏经络皆病，况脾全借胃土平和，则有所受而生荣，周身四脏皆旺，十二神守职，皮毛固密，筋骨柔和，九窍通利，外邪不能侮也。

---

① 谓：四库本、东垣十书本其后有“无所受盛而”五字。

② 虚：四库本其下有“脾”字。

胃虚元气不足诸病所生论

夫饮食劳役皆自汗，乃足阳明化燥火，津液不能停，故汗出小便数也。邪之大者莫若中风，风者百病之长，善行而数变，虽然，无虚邪，则风雨寒不能独伤人，必先中虚邪，然后贼邪得入矣。至于痿、厥逆，皆由汗出而得之也。且冬阳气伏藏于水土之下，如非常泄精，阳气已竭，则春令从何而得，万化俱失所矣。在人则饮食劳役，汗下时出，诸病遂生，予所以谆谆如此者，盖亦欲人知所慎也。

忽肥忽瘦论

《黄帝针经》云：寒热少气，血上下行。夫气虚不能寒，血虚不能热，血气俱虚不能寒热。而胃虚不能上行，则肺气无所养，故少气，卫气既虚不能寒也；下行乘肾肝助火为毒，则阴分气衰血亏，故寒热少气。血上下行者，足阳明胃之脉衰，则冲脉并阳明之脉上行于阳分，逆行七十二度，脉之火大旺，逆阳明脉中，血上行，其血冲满于上，若火时退伏于下则血下行，故言血上下行，俗谓之忽肥忽瘦者是也。

经曰：热伤气，又曰壮火食气，故脾胃虚而火胜，则必少气，不能卫护皮毛，通贯上焦之气而短少也。阴分血亏，阳分气削，阴阳之分，周身血气俱少，不能寒热，故言寒热也。《灵枢》云：上焦开发，宣五谷味，熏肤充身泽毛，若雾露之溉。此则胃气平而上行也。

天地阴阳生杀之理在升降浮沉之间论

《阴阳应象论》云：天以阳生阴长，地以阳杀阴藏。然岁以春为首，正，正也；寅，引也。少阳之气始于泉下，引阴升而在天地人之上。即天之分，百谷草木皆甲拆于此时也。至立夏少阴之火炽于太虚，则草木盛茂，垂枝布叶，乃阳之用，阴之体，此所谓天以阳生阴长。经言岁半以前天气主之，在乎升浮也。至秋而太阴之运，初自天而下逐，阴降而彻地，则金振燥令，风厉霜飞，品物咸殒，其枝独在，若乎毫毛。至冬则少阴之气复伏于泉下，水冰地坼，万类周密，阴之用，阳之体也，此所谓地以阳杀阴藏。经言岁半以后地气主之，在乎降沉也。

至于春气温和，夏气暑热，秋气清凉，冬气冷冽，此则正气之序也。故曰履端于始，序则不愆，升已而降，降已而升，如环无端，运化万物，其实一气也。设或阴阳错综、胜复之变，自此而起，万物之中，人一也。呼吸升降，效象天地，准绳阴阳。盖胃为水谷之海，饮食入胃，而精气先输脾归肺，上行春夏之令，以滋养周身，乃清气为天者也。升已而下输膀胱，行秋冬之令，为传化糟粕转味而出，乃浊阴为地者也。

若夫顺四时之气，起居有时，以避寒暑，饮食有节，及不暴喜怒以颐神志，常欲四时均平而无偏胜则安。不然损伤脾[①]，真气下溜，或下泄而久不能升，是有秋冬而无春夏，乃生长之用，陷于殒杀之气，而百病皆起，或久升而不降亦病焉。于此求之，则知履端之义矣。

---

① 脾：四库本其下有“胃”字。

阴阳寿夭论

《五常政大论》云：阴精所奉其人寿，阳精所降其人夭。夫阴精所奉者，上奉于阳，谓春夏生长之气也；阳精所降者，下降于阴，谓秋冬收藏之气也。且如地之伏阴，其精遇春而变动，升腾于上，即曰生发之气；升极而浮，即曰蕃莠[①]之气。此六气右迁于天，乃天之清阳也，阳主生，故寿。天之元阳，其精遇秋而退，降坠于下，乃为收敛殒杀之气；降极而沉，是为闭藏之气，此五运左迁入地，乃地之浊阴也，阴主杀，故夭。

根于外者名曰气立[②]，气止则化绝；根于内者名曰神机，神去则机息。皆不升而降也。地气者人之脾胃也，脾主五脏之气，肾主五脏之精，皆上奉于天，二者俱主生化以奉升浮，是知春生夏长皆从胃中出也。故动止饮食各得其所，必清必净，不令损胃之元气，下乘肾肝，及行秋冬殒杀之令，则亦合于天数耳。

五脏之气交变论

《五脏别论》云：五气入鼻，藏于心肺。《难经》云：肺主鼻，鼻和则知香臭。洁古云：视听明而清凉，香臭辨而温暖。此内受天之气而外利于九窍也。夫三焦之窍开于喉，出于鼻，鼻乃肺之窍，此体也，其闻香臭者用也。心主五臭舍于鼻，盖九窍之用皆禀长生，为近心，长生于酉，酉者肺，故知鼻为心之所用，而闻香臭也。耳者上通天气，肾之窍也，乃肾之体而为肺

---

① 莠：四库本、东垣十书本作“秀”。

② 立：四库本作“化”。

之用，盖肺长生于子，子乃肾之舍而肺居其中，而能听音声也。

一说声者天之阳，音者天之阴，在地为五律，在人为喉之窍，在口乃三焦之用。肺与心合而为言，出于口也，此口心之窍开于舌为体，三焦于肺为用，又不可不知也。

肝之窍通于目，离为火，能耀光而见物，故分别五色也，肝为之舍，肾主五精，鼻藏气于心肺，故曰主百脉而行阳道。经云：脱气者目盲，脱精者耳聋。心肺有病而鼻为之不利，此明耳、目、口、鼻为清气所奉于天，而心劳胃损则受邪也。

阴阳升降论

《易》曰：两仪生四象，乃天地气交，八卦是也。在人则清浊之气皆从脾胃出，荣气荣养周身，乃水谷之气味化之也。清阳为天清阳成天。地气上为云，天气下为雨，水谷之精气也，气海也，七神也，元气也，父也。清中清者，清肺以助天真。清阳出上窍耳目鼻口之七窍是也。清中浊者，荣华腠理。清阳发腠理毛窍也，清阳实四肢真气充实四肢。浊阴为地垒阴成地。云出天气，雨出地气，五谷五味之精是五味之化也，血荣也，维持神明也，血之府会也，母也。浊中清者，荣养于神降至中脘而为血，故曰心主血，心藏神。浊阴出下窍前阴膀胱之窍也。浊中浊者，坚强骨髓。浊阴走五脏散于五脏之血也，养血脉，润皮肤，肌肥[①]肉筋者是也，血[②]生肉者此也，浊阴归六腑谓毛脉合精，经气归于腑者是也。

天气清静光明者也，藏德不止，故不下也。天明则日月不明，邪害空窍，阳气者闭塞，地气者冒明，云雾不精，则上应

① 肥：四库本、东垣十书本无此字。

② 血：四库本作“而”。

白露不下。交通不表，万物命故不施，不施则名木多死，恶气不发，风雨不节，白露不下，则菀藁不荣。贼风数至，暴雨数起，天地四时不相保，与道相失，则未央绝灭。唯圣人从之，故身无疴病，万物不失，生气不竭。

此说人之不避[①]大寒伤形，大热伤气，四时节候变更之异气，及饮食失节，妄作劳役，心生好恶，皆令元气不行，气化为火，乃失生夭折之由耳。

调理脾胃治验治法用药若不明升降浮沉差互反损论

予病脾胃久衰，视听半失，此阴盛乘阳，加之气短精神不足，此由弦脉令虚，多言之过，皆阳气衰弱，不得舒伸，伏匿于阴中耳。

癸卯岁六七月间，淫雨阴寒逾月不止，时人多病泄利，湿多成五泄故也。一日予体重肢节疼痛，大便泄并下者三，而小便闭塞。思其治法，按《内经·标本论》：大小便不利，无问标本，先利大小便。又云：在下者引而竭之。亦是先利小便也。又云：诸泄利，小便不利先分别之。又云：治湿不利小便，非其治也。皆当利其小便，必用淡味渗泻之剂以利之，是其法也。噫！圣人之法，虽布在方册，其不尽者，可以求责耳。

今客邪寒湿之淫，从外而入里，以暴加之，若从以上法度，用淡渗之剂以除之，病虽即已，是降之又降，是复益其阴而重竭其阳气矣，是阳气愈削而精神愈短矣，是阴重强而阳重衰矣，反助其邪之谓也，故必用升阳风药即瘥。以羌活、独活、柴胡、

① 避：四库本作“遇”。

升麻各一钱，防风根截半钱，炙甘草根截半钱，同㕮咀，水四中盏，煎至一盏，去渣，稍热服。大法云：湿寒之胜，助风以平之。又曰：下者举之。得阳气升腾而去矣。又法云：客者除之，是因曲而为之直也。夫圣人之法，可以类推，举一而知百病者也。若不达升降浮沉之理，而一概施治，其愈者幸也。

戊申六月初，枢判白文举年六十二，素有脾胃虚损病，目疾时作，身面目睛俱黄，小便或黄或白，大便不调，饮食减少，气短上气，怠惰嗜卧，四肢不收。至六月中，目疾复作，医以泻肝散下数行，而前疾增剧。予谓大黄、牵牛虽除湿热，而不能走经络，下咽不入肝经，先入胃中，大黄苦寒重虚其胃，牵牛其味至辛能泻气，重虚肺本，嗽大作，盖标实不去，本虚愈甚，加之适当暑雨之际，素有黄证之人，所以增剧也。此当于脾胃肺之本脏，泻外经中之湿热，制清神益气汤主之而愈。

清神益气汤

茯苓　升麻以上各二分　泽泻　苍术　防风以上各三分　生姜五分

此药能走经，除湿热而不守，故不泻本脏，补肺与脾胃本中气之虚弱。

青皮一分　橘皮　生甘草　白芍药　白术以上各二分　人参五分

此药皆能守本而不走经，不走经者不滋经络中邪，守者能补脏之元气。

黄柏一分　麦门冬　人参以上各二分　五味子三分

此药去时令浮热湿蒸。

上件锉如麻豆大，都作一服，水二盏，煎至一盏，去渣，稍热空心服。

火炽之极，金伏之际，而寒水绝体，于此时也，故急救之以生脉散，除其湿热，以恶其太甚。肺欲收，心苦缓，皆酸以收之，心火盛则甘以泻之，故人参之甘，佐以五味子之酸。孙思邈云：夏月常服五味子，以补五脏气是也。麦门冬之微苦寒，能滋水之源于金之位，而清肃肺气，又能除火刑金之嗽，而敛其痰邪，复微加黄柏之苦寒，以为守位滋水之流，以镇坠其浮气，而除两足之痿弱也。

范天騋之内，素有脾胃之证，时显烦躁，胸中不利，大便不通。初冬出外而晚归，为寒气怫郁，闷乱大作，火不得伸故也。医疑有热，治以疏风丸，大便行而病不减。又疑药力小，复加七八十丸，下两行，前证仍不减，复添吐逆。食不能停，痰唾稠黏，涌出不止，眼黑头旋，恶心烦闷，气短促上喘，无力，不欲言，心神颠倒，兀兀不止，目不敢开，如在风云中，头苦痛如裂，身重如山，四肢厥冷，不得安卧，余谓前证乃胃气已损，复下两次，则重虚其胃，而痰厥头痛作矣。制半夏白术天麻汤主之而愈。

半夏白术天麻汤

黄柏二分　干姜三分　天麻　苍术　白茯苓　黄芪　泽泻　人参以上各五分　白术　炒曲以上各一钱　半夏汤洗七次　大麦糵面　橘皮以上各一钱五分

上件㕮咀，每服半两，水二盏，煎至一盏，去渣，带热服，食前。此头痛苦甚，谓之足太阴痰厥头痛，非半夏不能疗，眼黑头旋，风虚内作，非天麻不能除。其苗为定风草，独不为风所动也。黄芪甘温泻火补元气，人参甘温泻火补中益气，二术俱甘苦温，除湿补中益气，泽、苓利小便导湿，橘皮苦温益气调中升阳，曲消实，荡胃中滞气，大麦糵面宽中助胃气，干姜辛热以涤中寒，黄柏苦大寒，酒洗以主冬天少火在泉发躁也。

戊申有一贫士，七月中病[①]脾胃虚弱，气促憔悴，因与人参芍药汤。

人参芍药汤

麦门冬二分　当归身　人参以上各三分　炙甘草　白芍药　黄芪以上各一钱　五味子五个

上件㕮咀，分作二服，每服用水二盏，煎至一盏，去渣，稍热服。既愈，继而冬居旷室，卧热炕而吐血数次。予谓此人久虚弱，附[②]脐有形，而有大热在内，上气不足，阳气外虚，当补表之阳气，泻里之虚热。

冬居旷室，衣服复单薄，是重虚其阳，表有大寒，壅遏里热，火邪不得舒伸，故血出于口。因思仲景太阳伤寒，当以麻黄汤发汗，而不与之，遂成衄血，却与之立愈，与此甚同。因与麻黄人参芍药汤。

麻黄人参芍药汤

人参益三焦元气不足而实其表也　麦门冬以上各三分　桂枝以补表虚　当归身和血养血，各五分　麻黄去其外寒　炙甘草补其脾　白芍药　黄芪以上各一钱　五味子二个，安其肺气

上件㕮咀，都作一服，水三盏，煮麻黄一味，令沸去沫，至二盏，入余药同煎至一盏，去渣，热服，临卧。

升阳散火汤　治男子妇人四肢发热，肌热，筋痹热，骨髓中热，发困，热如燎，扪之烙手，此病多因血虚而得之，或胃虚过食冷物，抑遏阳气于脾土，火郁则发之。

生甘草二钱　防风二钱五分　炙甘草三钱　升麻　葛根　独

---

① 病：原本无，据诸校本补。

② 附：四库本、东垣十书本无此字。

活　白芍药　羌活　人参以上各五钱　柴胡八钱

上㕮咀，每服称半两，水三大盏，煎至一盏，去渣，稍热服。忌寒凉之物及冷水月余。

安胃汤　治因饮食汗出，日久心中虚，风虚邪，令人半身不遂，见偏风痿痹之证，当先除其汗，慓悍之气按而收之。

黄连拣净去须　五味子去子　乌梅去核　生甘草以上各[①]五分　熟甘草三分　升麻梢二分

上㕮咀，分作二服，每服水二盏，煎至一盏，去渣，温服，食远，忌湿面、酒、五辛、大料物之类。

清胃散　治因服补胃热药而致上下牙痛不可忍，牵引头脑满热，发大痛，此足阳明别络入脑也。喜寒恶热，此阳明经中热盛而作也。

真生地黄　当归身以上各三分　牡丹皮半钱　黄连拣净，六分，如黄连不好更加二[②]分，如[③]夏月倍之，大抵黄连临时增减无定　升麻一钱

上为细末，都作一服，水一盏半，煎至七分，去渣，放冷服之。

清阳汤　治口祸颊腮急紧，胃中火盛，必汗不止而小便数也。

红花　酒黄柏　桂枝以上各一分　生甘草　苏木以上各五分　炙甘草一钱[④]　葛根一钱五分　当归身　升麻　黄芪以上各二钱

上件㕮咀，都作一服，酒三大盏，煎至一盏二分，去渣，

---

① 各：四库本其下有“一钱”二字。

② 二：四库本作“一”。

③ 如：四库本其下有“春”字。

④ 钱：四库本作“两”。

稍热服，食前，服讫以火熨摩紧结处而愈。夫口㖞筋急者，是筋脉血络中大寒，此药以代燔针劫刺。破血以去其凝结，内则泄冲脉之火炽。

胃风汤 治虚风证，能食，麻木，牙关急搐，目内蠕瞤，胃中有风，独面肿。

蔓荆子一分 干生姜二[①]分 草豆蔻 黄柏 羌活 柴胡 藁本以上各三分 麻黄五分，不去节 当归身 苍术 葛根以上各一钱 香白芷一钱二分 炙甘草一钱五分 升麻二钱 枣四枚

上件锉如麻豆大，分二服，每服水二盏，煎至一盏，去渣，热服，食后。

阳明病湿胜自汗论

或曰：湿之与汗，阴乎阳乎？曰：西南坤土地[②]，脾胃也。人之汗犹天地之雨也，阴滋其湿，则为雾露为雨也，阴湿寒下行之地气也，汗多则亡阳，阳去则阴胜也，甚为寒中。湿胜则音声如从瓮中出，湿若中水也，相家有说土音如居深瓮中，言其壅也，远也，不出也，其为湿审矣。又知此二者，一为阴寒也。《内经》曰：气虚则外寒，虽见热中蒸蒸为汗，终传大寒，知始为热中表虚亡阳，不任外寒，终传寒中，多成痹寒矣。色以候天，脉以候地，形者乃候地之阴阳也。故以脉气候之，皆有形无形可见者也。

调卫汤 治湿胜自汗，补卫气虚弱，表虚不任外寒。

苏木 红花以上各一分 猪苓二分 麦门冬 生地黄以上各

① 二：济生拔粹本作“三”。
② 地：四库本、东垣十书本作“也”。

三分　半夏汤洗七次　生黄芩　生甘草　当归梢以上各五分　羌活七分　麻黄根　黄芪以上各一钱　五味子七枚

上㕮咀，如麻豆大，作一服，水二盏，煎至一盏，去渣，稍热服。中风证必自汗，汗多不得重发汗，故禁麻黄而用根节也。

湿热成痿肺金受邪论

六七月之间，湿令大行，子能令母实而热旺，湿热相合而刑庚大肠，故寒凉以救之。燥金受湿热之邪，绝寒水生化之源，源绝则肾亏，痿厥之病大作，腰以下痿软瘫痪不能动，行走不正，两足欹侧，以清燥汤主之。

清燥汤

黄连去须　酒黄柏　柴胡以上各一分　麦门冬　当归身[①]　生地黄　炙甘草　猪苓　曲以上各二分　人参　白茯苓　升麻以上各三分　橘皮　白术　泽泻以上各五分　苍术一钱　黄芪一钱五分　五味子九枚

上㕮咀，如麻豆大，每服半两，水二盏半，煎至一盏，去渣，稍热空心服。

助阳和血补气汤　治眼发后，上热壅，白眼红，多眵泪，无疼痛而瘾涩难开，此服苦寒药太过，而真气不能通九窍也。故眼昏花不明，宜助阳和血补气。

香白芷二分　蔓荆子三分　炙甘草　当归身酒洗　柴胡以上各五分　升麻　防风以上各七分　黄芪一钱

① 当归身：四库本无此三字。

上㕮咀，都作一服，水一盏半，煎至一盏，去渣，热服，临卧，避风处睡，忌风寒及食冷物。

升阳汤 治大便一日[①]三四次，溏而不多，有时泄泻，腹中鸣，小便黄。

柴胡 益智仁 当归身 橘皮以上各三分 升麻六分 甘草二钱 黄芪三钱 红花少许

上㕮咀，分作二服，每服水二大盏，煎至一盏，去渣，稍热服。

升阳除湿汤 治脾胃虚弱，不思饮食，肠鸣腹痛，泄泻无度，小便黄，四肢困弱。

甘草 大麦蘖面如胃寒腹鸣[②]者加 陈皮 猪苓以上各三分 泽泻 益智仁 半夏 防风 神曲 升麻 柴胡 羌活以上各五分 苍术一钱

上㕮咀，作一服，水三大盏，生姜三片，枣二枚，同煎至一盏，去渣，空心服。

益胃汤 治头闷，劳动则微痛，不喜饮食，四肢怠惰，躁热短气，口不知味，肠鸣，大便微溏、黄色，身体昏闷，口干不喜食冷。

黄芪 甘草 半夏以上各二分 黄芩 柴胡 人参 益智仁 白术以上各三分 当归梢 陈皮 升麻以上各五分 苍术一钱五分

上㕮咀，作一服，水二大盏，煎至一盏，去渣，稍热服，食前，忌饮食失节，生冷硬物、酒、湿面。

生姜和中汤 治食不下，口干虚渴，四肢困倦。

---

① 大便一日：四库本、济生拔粹本作“一日大便”。

② 鸣：原本无，据诸校本补。

生甘草　炙甘草以上各一分　酒黄芩　柴胡　橘皮以上各二分　升麻三分　人参　葛根　藁本　白术以上各五分　羌活七分　苍术一钱　生黄芩二钱

上㕮咀，作一服，水二盏，生姜五片，枣三枚[①]，擘开，同煎至一盏，去渣，稍热服之，食前。

强胃汤　治因饮食劳役所伤，腹胁满闷，短气，遇春口淡无味，遇夏虽热而恶寒，常如饱，不喜食冷物。

黄柏　甘草以上各五分　升麻　柴胡　当归身　陈皮以上各一钱　生姜　曲以上各一钱五分　草豆蔻二[②]钱　半夏　人参以上各三钱　黄芪一两

上㕮咀，每服三钱，水二大盏，煎至一盏，去渣，温服，食前。

温胃汤　专治服寒药多，致脾胃虚弱，胃脘痛。

人参　甘草　益智仁[③]　缩砂仁　厚朴以上各二分　白豆蔻　干生姜　泽泻　姜黄以上各三分　黄芪　陈皮以上各七分

上件为极细末，每服三钱，水一盏，煎至半盏，温服，食前。

和中丸　补胃进食。

人参　干生姜　橘红以上各一钱　干木瓜二钱　炙甘草三钱

上为细末，蒸饼为丸，如[④]梧桐子大，每服三五十丸，温水送下，食前服。

藿香安胃散　治脾胃虚弱，不进饮食，呕吐不待腐熟。

---

① 三枚：原本作“二片”，据四库本改。

② 二：四库本作“一”。

③ 益智仁：济生拔粹本“益智仁”剂量为“二钱”。

④ 如：东垣十书本前有“不进饮食”四字。

藿香　丁香　人参以上各二钱五分　橘红五钱

上件四味为细末，每服二钱，水一大盏，生姜一片，同煎至七分，和渣冷服，食前。

异功散　治脾胃虚冷，腹鸣，腹痛，自利，不思饮食。

人参　茯苓　白术　甘草　橘皮以上各五分

上为粗散，每服五钱，水二大盏，生姜三片，枣二[①]枚，同煎至一盏，去渣温服，食前。先用数服，以正其气。

饮食伤脾论

《四十九难》曰：饮食劳倦则伤脾。又云：饮食自倍，肠胃及伤。肠澼为痔。夫脾者行胃津液，磨胃中之谷，主五味也。胃既伤则饮食不化，口不知味，四肢倦困，心腹痞满，兀兀欲吐而恶食，或为飧泄，或为肠澼，此胃伤脾亦伤明矣。大抵伤饮、伤食，其治不同，伤饮者无形之气也，宜发汗、利小便以导其湿；伤食者有形之物也，轻则消化，或损其谷，此最为妙也，重则方可吐下。今立数方，区分类析，以列于后。

五苓散　治烦渴饮水过多，或水入即吐，心中淡淡，停湿在内，小便不利。

官桂一两　茯苓　猪苓　白术以上各一两五钱　泽泻二两五钱

上为细末，每服二钱，热汤调服，不拘时候，服讫多饮热汤，有汗出即愈。

如瘀热在里，身发黄疸，浓煎茵陈汤调下，食前服之。

如疸发渴，及中暑引饮，亦可用水调服。

---

① 二：四库本作“一”。

论饮酒过伤

夫酒者大热有毒，气味俱阳，乃无形之物也。若伤之，止当发散，汗出则愈矣。其次莫如利小便。二者乃上下分消其湿。今之酒病者，往往服酒癥丸大热之药下之，又[①]用牵牛、大黄下之者，是无形元气受病，反下有形阴血，乖误甚矣。酒性大热以伤元气，而复重泻之，况亦损肾水。真阴及有形阴血俱为不足，如此则阴血愈虚，真水愈弱，阳毒之热大旺，反增其阴火，是以元气消耗[②]，折人长命，不然则虚损之病成矣。酒疸下之，久久为黑疸，慎不可犯，以葛花解醒汤主之。

葛花解醒汤 治饮酒太过，呕吐痰逆，心神烦乱，胸膈痞塞，手足战摇，饮食减少，小便不利。

莲花青皮去穰，三分 木香五分 橘皮去白 人参去芦 猪苓去黑皮 白茯苓以上各一钱五分 神曲炒黄 泽泻 干生姜 白术以上各二钱 白豆蔻仁 葛花 砂仁以上各五钱

上为极细末，称和匀，每服三钱匕，白汤调下，但得微汗，酒病去矣，此盖不得已用之，岂可恃赖日日饮酒？此方气味辛辣，偶因酒病服之，则不损元气，何者，敌酒病也。

枳术丸 治痞消食，强胃。

枳实麸炒黄色，去穰，一两 白术二两

上同为极细末，荷叶裹烧饭为丸，如梧桐子大，每服五十丸，多用白汤下，无时。白术者，本意不取其食速化，又[③]令

① 又：诸校本在其后有“有”字。

② 耗：诸校本皆作“止”。

③ 又：四库本作“但”。

人胃气强，不复伤也。

橘皮枳术丸 治老幼元气虚弱，饮食不消，脏腑不调，心下痞闷。

枳实麸炒去穰 橘皮以上各一两 白术二两

上件为细末，荷叶烧饭为丸，如梧桐子大，每服五十丸，温水送下，食远。夫内伤用药之大法，所贵服之强人胃气，令胃气益厚，虽猛食、多食、重食而不伤，此能用食药者也。此药久久益胃气，令不复致伤也。

半夏枳术丸 治因冷食内伤。

半夏汤洗七次，焙干 枳实麸炒黄色 白术以上各二两

上同为极细末，荷叶裹烧饭为丸，如梧桐子大，每服五十丸，添服不妨，无定法。如热汤浸蒸饼为丸亦可。

如食伤，寒热不调，每服加上二[①]黄丸十丸，白汤下。更作一方加泽泻一两为丸，有小便淋者用。

木香干姜枳术丸 破除寒滞气，消寒饮食。

木香三钱 干姜五钱，炮 枳实一两，炒 白术一两五钱

上为极细末，荷叶烧饭为丸，如梧桐子大，每服三五十丸，温水送下，食前。

木香人参生姜枳术丸 开胃进食。

干生姜二钱五分 木香三钱 人参三钱五分 陈皮四钱 枳实一两，炒黄 白术一两五钱

上为极细末，荷叶烧饭为丸，如梧桐子大。每服三五十丸，温水送下，食前，忌饱食。

和中丸 治病久虚弱，厌厌不能食，而脏腑或秘或溏，此胃气虚弱也。常服则和中理气，消痰去湿，厚肠胃，进饮食。

---

① 二：四库本作“三”。

木香二钱五分　枳实麸炒　炙甘草以上各三钱半　槟榔四钱五分　陈皮去白，八钱　半夏汤洗七次　厚朴姜制，以上各一两　白术一两二钱

上为细末，生姜自然汁浸蒸饼为丸，如梧桐子大，每服三五十丸，温水送下，食前或食远。

交泰丸　升阳气，泻阴火，调荣气，进饮食，助精神，宽腹中，除怠惰嗜卧，四肢不收，沉困懒倦。

干姜炮制，三分　巴豆霜五分　人参去芦　肉桂去皮，以上各一钱　柴胡去苗　小椒炒去汗并闭目，去子　白术以上各一钱五分　厚朴去皮锉炒，秋冬加七钱　酒煮苦楝　白茯苓　砂仁以上各三钱　川乌头炮去皮脐，四钱五分　知母四[①]钱，一半炒一半酒洗，此一味春夏所宜，秋冬去之　吴茱萸汤洗七次，五钱　黄连去须，秋冬减一钱半　皂角水洗，煨去皮弦[②]　紫菀去苗，以上各六钱

上除巴豆霜另入外，同为极细末，炼蜜为丸，如梧桐子大，每服十丸，温水送下，虚实加减。

三棱消积丸　治伤生冷硬物，不能消化，心腹满闷。

丁皮　益智以上各三钱　巴豆炒，和粳米炒焦，去米　茴香炒　陈皮　青橘皮以上各五钱　京三棱炮　广茂炮　炒曲以上各七钱

上件为细末，醋打面糊为丸，如梧桐子大，每服十丸至二十丸，温生姜汤送下，食前。量虚实加减，得更衣止后服。

备急丸　治心腹百病卒痛如锥刺，及胀满不快气急，并[③]治之。

锦纹川大黄为末　干姜炮为末　巴豆先去皮、膜、心，研如泥霜，出油，用霜

---

① 四：四库本作“七”。

② 弦：原本作“弘”，据诸校本改。

③ 并：四库本作“病”。

上件三味等份，同一处研匀，炼蜜成剂。臼内杵千百下，丸如大豌豆大，夜卧温水下一丸，如气实者加一丸。如卒病不计时候服。妇人有孕不可服。如所伤饮食在胸膈间，兀兀欲吐，反覆闷乱，以物探吐去之。

神保丸 治心膈痛，腹痛，血痛，肾气痛，胁下痛，大便不通，气噎，宿食不消。

木香 胡椒以上各二钱五分 巴豆十枚，去皮、油、心、膜，研 干蝎七枚

上件四味为末，汤浸蒸饼为丸，麻子大，朱砂三钱为衣，每服五丸。

如心膈痛，柿蒂、灯心汤下。

如腹痛，柿蒂、煨姜煎汤下。

如血痛，炒姜醋汤下。

如肾气痛、胁下痛，茴香酒下。

如大便不通，蜜调槟榔末一钱下。

如气噎，木香汤下。

如宿食不消，茶、酒、浆、饮任下。

雄黄圣饼子 治一切酒食所伤，心腹满不快。

雄黄五钱 巴豆一百个，去油、心、膜 白面十两，重罗过

上件三味内除白面八九两，余药同为细末，共面和匀，用新水和作饼子如手大，以浆水煮，煮至浮于水上，漉出，控，旋看硬软捣作剂，丸如梧桐子大，捻作饼子，每服五七饼子，加至十饼、十五饼，嚼破一饼利一行，二饼利二行，茶、酒任下，食前。

蠲饮枳实丸 逐饮清[①]痰，导滞清膈。

① 清：诸校本皆作“消”。

枳实麸炒去穰　半夏汤洗　陈皮去白，以上各二[①]两　黑牵牛八两，内取头末三两

上为细末，水煮面糊为丸，如梧桐子大，每服五十丸，食后，生姜汤下。

感应丸　治虚中积冷，气弱有伤，停积胃脘，不能传化；或因气伤冷，因饥饱食，饮酒过多，心下坚满，两胁胀痛，心腹大疼，霍乱吐泻，大便频，后重迟涩，久痢赤白，脓血相杂，米谷不消，愈而复发。又治中酒呕吐痰逆，恶心喜唾，头旋，胸膈痞闷，四肢倦怠，不欲饮食。又治妊娠伤冷，新产有伤，若久有积寒，吃热药不效者，并悉治之。又治久病形羸，荏苒岁月，渐至[②]虚弱，面黄肌瘦，饮食或进或退，大便或秘或泄，不拘久新积冷，并皆治之。

干姜炮制，一两　南木香去芦　丁香以上各一两五钱　百草霜二两　肉豆蔻去皮，三十个　巴豆去皮、心、膜、油，研，七十个　杏仁一百四十个，汤浸去皮尖，研膏

上七味，除巴豆粉、百草霜、杏仁三味外，余四味捣为细末，却与三味同拌，研令细，用好蜡匮和，先将蜡六两溶化作汁，以重绵滤去渣，更以好酒一升于银、石器内煮蜡溶，滚数沸倾出，候酒冷，其蜡自浮于上，取蜡称用丸。春夏修合用清油一两于铫内熬令沫散香熟，次下酒煮蜡四两同化作汁，就锅内乘热拌和前项药末。秋冬修合用清油一两五钱，同煎煮熟作汁和匮药末成剂，分作小铤子，以油单纸裹之，旋丸服耳。

神应丸　治因一切冷物冷水及湩乳、酪水，腹痛肠鸣，米谷不化。

① 二：四库本作“一”。

② 至：原本作“致”，据四库本改。

丁香　木香以上各二钱　巴豆　杏仁　百草霜　干姜以上各五钱　黄蜡二两

上先将黄蜡，用好醋煮去渣秽，将巴豆、杏仁同炒黑烟尽，研如泥，将黄蜡再上火，春夏入小油五钱，秋冬入小油八钱，溶开入在杏仁、巴豆泥子内同搅，旋下丁香、木香等药末，研匀搓作铤子，油纸裹了，旋丸用，每服三五十丸，温米饮送下，食前，日三服，大有神效。

白术安胃散　治一切泻痢，无问脓血相杂，里急窘痛，日夜无度。又治男子小肠气痛，及妇人脐下虚冷，并产后儿枕块痛，亦治产后虚弱，寒热不止者。

五味子　乌梅取肉炒干，以上各五钱　车前子　茯苓　白术以上各二[①]两　米壳三两，去顶蒂穰，醋煮一宿，炒干

上为末，每服五钱，水一盏半，煎至一盏，去渣，空心温服。

圣饼子　治泻痢赤白，脐腹撮痛，久不愈者。

黄丹二钱　定粉　舶上硫黄　陀僧以上各三[②]钱　轻粉少许

上细锉为末，入白面四钱匕，滴水和如指尖大，捻作饼子，阴干，食前温浆水磨服之，大便黑色为效。

当归和血散　治肠澼下血，湿毒下血。

川芎四分　青皮　槐花　荆芥穗　熟地黄　白术以上各六分　当归身[③]　升麻以上各一钱

上件为细末，每服二三钱，清米饮汤调下，食前。

诃梨勒丸　治休息痢，昼夜无度，腥臭不可近，脐腹撮痛，

---

① 二：诸校本皆作“一”。

② 三：四库本作“一”。

③ 身：四库本无此字。

诸药不效。

诃子五钱，去核研　椿根白皮一两　母丁香三十个

上为细末，醋面糊丸，如梧桐子大，每服五十丸，陈米饭汤，入醋少许送下，五更，三日三服效。

脾胃损在调饮食适寒温

《十四难》曰：损其脾者，调其饮食，适其寒温。夫脾、胃、大肠、小肠、三焦、膀胱，仓廪之本，营之所居，名曰器[1]，能化糟粕转味而出入者也。若饮食热无灼灼，寒无凄凄，寒温中适，故气将持，乃不致邪僻。或饮食失节，寒温不适，所生之病，或溏泄无度，或心下痞闷，腹胁䐜胀，口失滋味，四肢困倦，皆伤于脾胃所致而然也。肠胃为市，无物不受，无物不入。若风、寒、暑、湿、燥一气偏胜，亦能伤脾损胃，观证用药者，宜详审焉。

脾胃（右关所主其脉缓）如得	脉	证治
	弦　脉	风邪所伤，甘草芍药汤、黄芪建中汤之类，或甘酸之剂皆可用之。
	洪　脉	热邪所伤，三黄丸、泻黄散、调胃承气汤，或甘寒之剂皆可用之。
	迟　脉	本经太过，湿邪所伤，平胃散加白术、茯苓，五苓散，或除湿淡渗之剂皆可用之。
	涩　脉	燥热所伤，异功散加当归，四君子汤加熟地黄，或甘温甘润之剂皆可用之。
	沉细脉	寒邪所伤，益黄散、养胃丸、理中丸、理中汤，如寒甚加附子，甘热之剂皆可用之。

① 器：四库本作“气”。

前项所定方药，乃常道也，如变则更之。

胃风汤 治大人小儿风冷乘虚入客肠胃，水谷不化，泄泻注下，腹胁虚满，肠鸣㽲痛，及肠胃湿毒，下如豆汁，或下瘀血，日夜无度，并宜服之。

人参去芦 白茯苓去皮 芎䓖 桂去粗皮 当归去苗 白芍药 白术以上各等份

上为粗散，每服二钱，以水一大盏，入粟米数百余粒，同煎至七分，去渣，稍热服，空心食前，小儿量力减之。

三黄丸 治丈夫妇人三焦积热，上焦有热，攻冲眼目赤肿，头项肿痛，口舌生疮；中焦有热，心膈烦躁，不美饮食；下焦有热，小便赤涩，大便秘结。五脏俱热，即生痈疖疮痍。及治五般痔疾，粪门肿痛，或下鲜血。

黄连去芦 黄芩去芦 大黄以上各一两

上为细末，炼蜜为丸，如梧桐子大，每服三十丸，用熟水吞下，如脏腑壅实，加服丸数，小儿积热亦宜服之。

白术散 治虚热而渴。

人参去芦 白术 木香 白茯苓去皮 藿香叶去土 甘草炒[①]，以上各一两 干葛二两

上件为粗末，每服三钱至五钱，水一盏，煎至五分，温服。如饮水者多煎与之，无时服；如不能食而渴，洁古先师倍加葛根；如能食而渴，白虎汤加人参服之。

加减平胃散 治脾胃不和，不思饮食，心腹、胁肋胀满刺痛，口苦无味，胸满气短[②]，呕哕恶心，噫气吞酸，面色萎黄，肌体瘦弱，怠惰嗜卧，体重节痛，常多自利，或发霍乱，及五

① 炒：原本无，据诸校本补。

② 气短：四库本、济生拔粹本作“短气”。

噎八痞，膈气反胃。

甘草锉炒，二两　厚朴去粗皮，姜制炒香　陈皮去白，以上各三两二钱　苍术去粗皮，米泔浸，五两

上为细末，每服二钱，水一盏，入生姜三[①]片、干枣二枚，同煎至七分，去渣温服；或去姜、枣，带热服，空心食前，入盐一捻，沸汤点服亦得。常服调气暖胃，化宿食，消痰饮，辟风寒冷湿四时非节之气。

如小便赤涩，加白茯苓、泽泻。

如米谷不化，食饮多伤，加枳实。

如胸中气不快，心下痞气，加枳壳、木香。

如脾胃困弱，不思饮食，加黄芪、人参。

如心下痞闷腹胀者，加厚朴，甘草减半。

如遇夏，则加炒黄芩。

如遇雨水湿润时，加茯苓、泽泻[②]。

如遇有痰涎，加半夏、陈皮。

凡加时，除苍术、厚朴外，依例加之，如一服五钱，有痰用半夏五分。

如嗽，饮食减少，脉弦细，加当归、黄芪[③]。

如脉洪大缓，加黄芩、黄连。

如大便硬，加大黄三钱、芒硝二钱，先嚼麸炒桃仁烂，以药送下。

散滞气汤　治因郁[④]气结中脘，腹皮底微痛，心下痞满，

① 三：四库本、济生拔粹本作“二”。

② 泽泻：四库本无此二字。

③ 芪：诸校本其后有“用身”二字。

④ 郁：四库本、东垣十书本作“忧”。

不思饮食，虽食不散，常常有痞气。

当归身二分　陈皮三分[1]　柴胡四分　炙甘草一钱　半夏一钱五分　生姜五片　红花少许

上件锉如麻豆大，都作一服，水二盏，煎至一盏，去渣，稍热服，食前，忌湿面、酒。

通幽汤　治幽门不通上冲，吸门不开噎塞，气不得上下，治在幽门闭，大便难，此脾胃初受热中，多有此证，名之曰下脘不通。

桃仁泥　红花以上各一分　生地黄　熟地黄以上各五分　当归身　炙甘草　升麻以上各一钱

上㕮咀，都作一服，水二大盏，煎至一盏，去渣，稍热服之。食前。

润肠丸　治饮食劳倦，大便秘涩，或干燥闭塞不通，全不思食，乃风结、血结，皆能闭塞也，润燥、和血、疏风，自然通利也。

大黄去皮　当归梢　羌活以上各五钱　桃仁汤浸，去皮尖，一两　麻子仁去皮取仁，一两二钱五分

上除麻仁另研如泥外，捣罗为细末，炼蜜为丸，如梧桐子大，每服五十丸，空心用白汤送下。

导气除燥汤　治饮食劳倦，而小便闭塞不通，乃血涩致气不通而窍涩也。

滑石炒黄　茯苓去皮，以上各二钱　知母细锉酒洗　泽泻以上各三钱　黄柏去皮，四钱，酒洗

上㕮咀，每服半两，水二盏，煎至一盏，去渣，稍热服，

---

① 三：四库本作“二”。

空心。如急，不拘时候。

丁香茱萸汤 治胃虚呕哕吐逆，膈咽不通。

干生姜 黄柏以上各二分 丁香 炙甘草 柴胡 橘皮 半夏以上各五分 升麻七分 吴茱萸 草豆蔻 黄芪 人参以上各一钱 当归身一钱五分 苍术二钱

上件锉如麻豆大，每服半两，水二盏，煎至一盏，去渣，稍热服，食前，忌冷物。

草豆蔻丸 治脾胃虚而心火乘之，不能滋荣上焦元气，遇冬肾与膀胱之寒水旺时，子能令母实，致肺金大肠相辅而来克心乘脾胃，此大复其仇也。经云：大胜必大复，故皮毛、血脉、分肉之间，元气已绝于外，又大寒、大燥二气并乘之，则苦恶风寒，耳鸣，及腰背相引胸中而痛，鼻息不通，不闻香臭，额寒脑痛，目时眩，目不欲开，腹中为寒水反乘，痰唾沃沫，食入反出，常痛，及心胃痛，胁下急缩，有时而痛，腹不能努，大便多泻而少秘，下气不绝或肠鸣，此脾胃虚之极也。胸中气乱，心烦不安，而为霍乱之渐。膈咽不通，噎塞，极则有声，喘喝闭塞。或日阳中，或暖房内稍缓，口吸风寒则复作。四肢厥逆，身体沉重，不能转侧，头不可以回顾，小便溲而时躁，此药主秋冬寒凉，大复气之药也。

泽泻一分，小便数减半 柴胡二分或四分，须详胁痛多少用 神曲 姜黄以上各四分 当归身 生甘草 熟甘草 青皮以上各六分 桃仁汤洗，去皮尖，七分 白僵蚕 吴茱萸汤洗去苦烈味，焙干 益智仁 黄芪 陈皮 人参以上各八分 半夏一钱，汤洗七次 草豆蔻仁一钱四分，面裹烧，面熟为度，去皮用仁 麦蘖面炒黄，一钱五分

上件一十八味，同为细末，桃仁另研如泥，再同细末一处研匀，汤浸蒸饼为丸，如梧桐子大，每服三五十丸，熟白汤送

下，旋斟酌多少。

神圣复气汤 治复气，乘冬足太阳寒气，足少阴肾水之旺，子能令母实，手太阴肺实反来侮土，火木受邪，腰背胸膈闭塞，疼痛善嚏，口中涎，目中泣，鼻中流浊涕不止，或如息肉，不闻香臭，咳嗽痰沫，上热如火，下寒如冰，头作阵痛，目中流火，视物䀮䀮，耳鸣耳聋，头并口鼻或恶风寒，喜日阳，夜卧不安，常觉痰塞，膈咽不通，口失味，两胁缩急而痛，牙齿动摇不能嚼物，阴汗，前阴冷，行步欹侧，起居艰难，掌中寒，风痹麻木，小便数而昼多，夜频而欠，气短喘喝，少气不足以息，卒遗失无度。妇人白带，阴户中大[①]痛，牵心而痛，黧黑失色，男子控睾牵心腹阴阴而痛，面如赭色，食少，大小便不调，烦心霍乱，逆气里急而腹皮色白，后出余气，腹不能努，或肠鸣，膝下筋急，肩胛大痛，此皆寒水来复火土之仇也。

黑附子炮制[②]去皮脐[③] 干姜炮，为末，以上各三分 防风锉如豆大 郁李仁汤浸去皮尖，另研如泥 人参以上各五分 当归身酒洗，锉，六分 半夏汤泡[④]次 升麻锉，以上各七分 甘草锉 藁本以上各八分 柴胡锉如豆大 羌活锉如豆大，以上各一钱 白葵花三[⑤]朵，去心，细剪入

上件药都一服，水五盏，煎至二盏，入：

橘皮五分 草豆蔻仁面裹烧熟，去皮 黄芪以上各一钱

上件入在内，再煎至一盏，再入下项药：

① 大：四库本作“痒”。

② 制：原本作“裹”，据四库本、济生拔粹本改。

③ 脐：原本无，据四库本、济生拔粹本补。

④ 泡：济生拔粹本作“洗”。

⑤ 三：诸校本皆作“五”。

生地黄二分酒洗　黄柏酒浸　黄连酒浸　枳壳以上各三分

以上四味，预一日另用新水浸，又以：

细辛二分　川芎细末　蔓荆子以上各三分

预一日用新水半大盏，分作二处浸此三味，并黄柏等煎正药作一大盏，不去渣入此三浸者药，再上火煎至一大盏，去渣稍热服，空心。又能治啮颊、啮唇、啮舌、舌根强硬等证如神。忌肉汤，宜食肉，不助经络中火邪也。大抵肾并膀胱经中有寒，元气不足者，皆宜服之。

脾胃将理法

白粥、粳米、绿豆、小豆、盐豉之类，皆淡渗利小便，且小便数不可更利，况大泻阳气，反得行阴道，切禁湿面，如食之觉快勿禁。

药中不可服泽泻、猪苓、茯苓、灯心、琥珀、通草、木通、滑石之类，皆行阴道而泻阳道也，如渴，如小便不利，或闭塞不通则服，得利勿再服。

忌大咸，助火邪而泻肾水真阴，及大辛味，蒜、韭、五辣、醋、大料物、官桂、干姜之类，皆伤元气。

若服升沉之药，先一日将理，次日腹空服，服毕更宜将理十日，先三日尤甚，不然则反害也。

夫诸病四时用药之法，不问所病，或温或凉，或热或寒，如春时有疾，于所用药内加清凉风药，夏月有疾加大寒之药，秋月有疾加温气药，冬月有疾加大热药，是不绝生化之源也。钱仲阳医小儿深得此理。《内经》：必先岁气，毋伐天和，是为至治。又曰：无违时，无伐化。又曰：无伐生生之气。皆此常道也。用药之法，若反其常道，而变生异证，则当从权施治。假令病人饮酒或过食寒，或过食热，皆可以增病，如此则以权衡应变治之。权变之药，岂可常用之。

摄养

忌浴当风，汗当风。须以手摩汗孔合，方许见风，必无中风、中寒之疾。

遇卒风暴寒，衣服不能御者，则宜争努周身之气以当之，气弱不能御者病。

如衣薄而气短，则添衣，于无风处居止。气尚短，则以沸汤一碗熏其口鼻，即不短也。

如衣厚于不通风处居止，而气短，则宜减衣，摩汗孔[①]合，于漫风处居止。

如久居高屋，或天寒阴湿所遏，令气短者，亦如前法熏之。

如居周密小室，或大热而处寒凉，气短，则出就风日。凡气短皆宜食滋味汤饮，令胃调和。

或大热能食而渴，喜寒饮，当从权以饮之，然不可耽嗜。如冬寒喜热物，亦依时暂食。

夜不安寝，衾厚热壅故也，当急去之，仍拭汗。或薄而不安，即加之，睡自稳也。饥而睡不安，则宜少食，饱而睡不安，则少行坐。

遇天气变更，风寒阴晦，宜预避之。大抵宜温暖，避风寒，省语，少劳役为上。

---

① 孔：四库本其后有“令”字。

远欲

名与身孰亲，身与货孰多？以隋侯之珠，弹千仞之雀，世必笑之，何取之轻而弃之重耶？残躯六十有五，耳目半失于视听，百脉沸腾而烦心，身如众脉漂流，瞑目则魂如浪去，神气衰于前日，饮食减于曩时，但应人事，病皆弥甚，以己之所有，岂止隋侯之珠哉？安于淡薄，少思寡欲，省语以养气，不妄作劳以养形，虚心以维神，寿夭得失安之于数，得丧既轻，血气自然谐和，邪无所容，病安增剧？苟能持此，亦庶几于道，可谓得其真趣矣。

省言箴

气乃神之祖，精乃气之子，气者精神之根蒂也。大矣哉！积气以成精，积精以全神，必清必静，御之以道，可以为天人①矣。有道者能之，予何人哉，切宜省言而已。

① 人：四库本作“神”。

索　引

（按笔画排序）

八画

九画

十画

十一画

十二画

十三画

十六画

十九画

二十三画